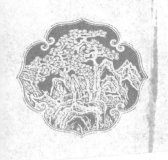

中国民间医学丛书

中国民间百病良方

刘光瑞　刘少林　黄再军　编著

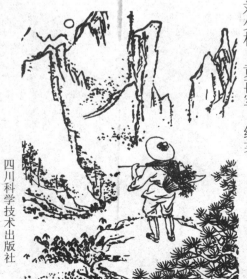

四川科学技术出版社

图书在版编目（CIP）数据

中国民间百病良方/刘光瑞等编著.—成都：
四川科学技术出版社，2007.8（2025.2重印）
（中国民间医学丛书）
ISBN 978-7-5364-6284-7

Ⅰ．中…Ⅱ．刘…Ⅲ．验方–汇编
Ⅳ．R289.5

中国版本图书馆CIP数据核字(2007)第097030号

中国民间医学丛书
中国民间百病良方
ZHONGGUO MINJIAN BAIBING LIANGFANG

编　　著　刘光瑞　刘少林　黄再军

出 品 人　程佳月
责任编辑　李迎军
助理编辑　王天芳
封面设计　李　庆
责任出版　欧晓春
出版发行　四川科学技术出版社
　　　　　成都市锦江区三色路238号　邮政编码 610023
　　　　　官方微博 http://weibo.com/sckjcbs
　　　　　官方微信公众号 sckjcbs
　　　　　传真 028-86361756
成品尺寸　146 mm × 210 mm
印　　张　6.5　字数　150　千
印　　刷　成都市新都华兴印务有限公司
版　　次　2007年8月第 1 版
印　　次　2025年2月第 6 次印刷
定　　价　58.00元

ISBN 978-7-5364-6284-7

邮　　购：成都市锦江区三色路238号新华之星A座25层　邮政编码：610023
电　　话：028-86361770

继采中国醫学傳统

发揚民间医術特色

祝贺 刘少林 刘光瑞

贤父子著中国民间

医学丛书出版成功

一九九一年十一月

李克光

原四川省中医药研究院院长　李克光题词

从书主编

刘光瑞

丛书编委会

刘光瑞　刘少林
林　红　杨殿兴

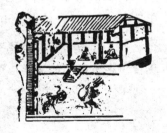

序

　　重庆刘少林先生是著名的民间医生,行医数十年,与其子刘光瑞先生在实践中积累了丰富的临床经验,收集了大量的流传于民间的单方草药,以及民间各种治病手法的一技之长。这些方药和技术,都是有价值的经验,只要掌握得当,对症下药、对症施术,即可获得奇效。有些小方也能治大病。相信刘少林先生编著的《中国民间草药方》、《中国民间刺血术》、《中国民间推拿术》、《中国民间敷药疗法》、《中国民间小单方》等书问世后,定能获得读者的赞赏。

　　我国医药学的历史悠久,扎根在民间,因此,几千年来流传于民间,未被刊行传世。由于社会与历史的原因,不知多少民间特效良方良药和独特的施术方法失传了,这是一个重大的损失。现在尚存于民间的医学应多方发掘,使之传之于世,造福人民。

原卫生部中医司司长、中国民
间中医药研究开发协会副会长　　**吕炳奎**

前　言

祖国医学历史悠久，内容丰富。其中，散在于民间的验方及针灸、推拿以及各种行之有效的外治方法，还未被人民群众广泛利用。目前，收集整理民间各类方剂书籍甚多，但采用一病多方的编写形式尚属少见。鉴于此种情况，我们将少林堂多年的经验，以及各地名家的良方汇集整理，编成《中国民间百病良方》一书。

本书共分三章，第一章介绍了常见急症；第二章为常见病，分内、外、儿、妇、五官科进行论述；第三章是疑难杂证。在各方中，分别论述了主治、制法、用法及注意事项、禁忌等内容。

该书通俗易懂，各种验方及治法简便易行，适合基层医务人员及医学爱好者阅读，特别适合缺医少药的边远山区群众治病时参考，对症选方。

本书在编写过程中，承蒙中国人民解放军 56280 部队的支持和帮助，谨在此表示衷心的感谢。

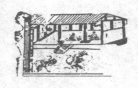

由于我们水平所限,书中难免有不足之处,希同道及广大读者批评指正。

刘光瑞　刘少林　黄再军

重庆中医少林堂

重庆市神农中医药研究所

中国民间医药博物馆

重庆市渝中区枇杷山正街 101 号

电话:023－63528755

传真:023－63527067

邮编:400013

中国民间百病良方

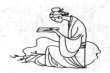

目 录

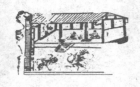

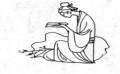

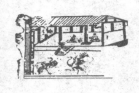

中
国
民
间
百
病
良
方

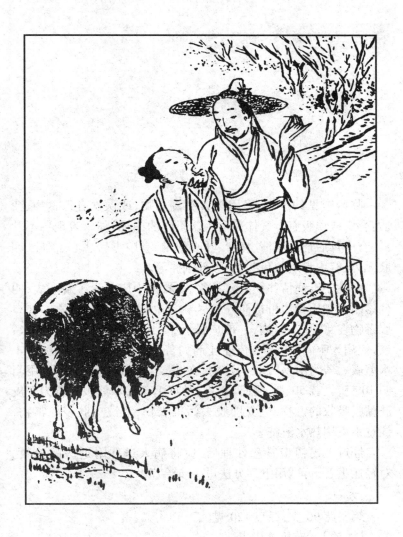

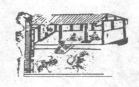

第一章 急 症

一、中 毒

临床常见的中毒,多因误食有毒药物,或误食有毒食物、变质食品,或误吸有毒气体等发生。不同的中毒,临床表现各不一样,有中毒后神志不清、痉挛、呼吸困难,有中毒后恶心、呕吐、四肢无力,有中毒后脸色苍白、腹部剧痛等。

急性中毒病情往往险恶紧急,在救治中应首先了解病史,明确诊断。利用身边可行的方法尽早清除尚未吸收的毒物。如口服毒物在 4~6 小时内,一般应催吐,可用手指等钝物刺激咽后壁,使病人呕吐;或用中药催吐剂如苦丁香、甘草各 10 克,研末水煎服。若为不易吸收的毒物,在 48 小时内均可导泻,可用当归 10 克,大黄 50 克,明矾 50 克,甘草 15 克,水煎服。若为经皮肤黏膜吸收的毒物,应立即脱去污染衣物,清洗皮肤表面毒物,注意不可用热水清洗。

经过上述初步紧急处理后,应将病人送往附近医院抢救。对轻症患者,可试用下列方法进一步治疗。

方一

鸡屎藤 90 克,绿豆 120 克。

【主治】 有机磷中毒。

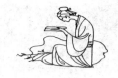

【制法】 将上述药物煎水 3 大杯。

【用法】 每日 1 剂,先服 1 杯,每隔 3 小时服 1 次。

方二

鲜鱼腥草 120 克,大蒜 2 个,生萝卜 90 克,茶叶 20 克。

【主治】 一氧化碳中毒。

【制法】 将上述药物共捣烂,冲开水泡 20 分钟。

【用法】 每日 1 剂,分多次内服。

方三

绿豆 60 克,鲜金银花 90 克,甘草 30 克,鸡屎藤 25 克。

【主治】 蘑菇中毒。

【制法】 将上述药物加水煎成汤剂。

【用法】 每日 1 剂,分多次内服。

方四

鲜夏枯草 60 克,鲜鱼腥草 90 克。

【主治】 砒霜中毒。

【制法】 将上述药物捣烂取汁,冲白开水内服。

【用法】 每日 1 剂,分多次内服。

方五

胆矾 6 克,紫苏 30 克,绿豆 60 克,甘草 30 克。

【主治】 食物中毒。

【制法】 将胆矾放在开水中溶化,待温,其他药物煎成汤剂。

【用法】 先服胆矾水催吐,再分 2 次内服汤药。

方六

淡豆豉 3 克,瓜蒂 6 克,莱菔子 3 克,山楂 9 克。

【主治】 肉类食品中毒。

【制法】 将上述药物加水煎成汤剂。

第一章 急症

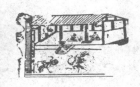

【**用法**】 1 次缓慢服下,如服药后不见吐,再用洁净的鸡毛或手指探喉助吐。

方七

大血藤 20 克,茜草 18 克,金粉蕨 15 克,菊花 9 克。

【**主治**】 不明原因中毒。

【**制法**】 将上述药物加水煎成汤剂。

【**用法**】 每日 1 剂,分 2 次内服。

方八

陈皮 12 克,半夏 6 克,白术 6 克,红花 3 克,茯苓 9 克,人参 9 克,炙甘草 6 克。

【**主治**】 食物中毒。

【**制法**】 将上述药物加水 3 碗,煎成 1 碗。

【**用法**】 每日 1 剂,分 2 次内服。

方九

取人中、百会、十宣、涌泉、内关、曲池、足三里穴。

【**主治**】 各种中毒。

【**方法**】 术者用三棱针点刺人中、百会、十宣穴出血;针刺其他各穴,强刺激,患者感到酸、麻、胀为宜,留针 30 分钟,隔日 1 次。

二、中 暑

主要因酷暑炎热、环境较差、人体体质虚弱而出现高热汗出、突然昏迷、不省人事,或四肢抽搐等症状。轻症中暑,表现为神昏嗜睡、头昏头痛、四肢疲乏;重症中暑,表现为昏厥、神色大变、呼吸困难,若抢救不及时,可引起死亡。在临床救治中,应首先将患者安置在凉爽通风处,然后施术救治或饮用避暑饮料等。重症患者,应急救后送医院进一步处理。

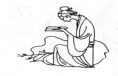

方一

海金沙藤 9 克,大青叶 12 克,马鞭草 15 克,山薄荷 12 克,车前草 18 克。

【**主治**】 轻症中暑。

【**制法**】 将上述药物加水煎成汤剂。

【**用法**】 每日 1 剂,分多次饮服。

方二

鲜青蒿 30 克,鲜鱼腥草 60 克。

【**主治**】 轻症中暑。

【**制法**】 将上述药物捣烂,取汁。

【**用法**】 每日 1 剂,分 4 次冲开水内服。

方三

三叶金花藤 30 克,海金沙 15 克,鲜鱼腥草 60 克,蒲公英 20 克。

【**主治**】 轻症中暑。

【**制法**】 将上述药物加水煎成汤剂。

【**用法**】 每日 1 剂,分 4 次内服。

方四

鲜荷叶 15 克,佩兰 9 克,滑石 18 克,鲜芦根 30 克,甘草 6 克。

【**主治**】 轻症中暑。

【**制法**】 将上述药物加水煎成汤剂。

【**用法**】 每日 1 剂,分 3 次内服。

方五

石膏 12 克,豨莶草 15 克,钩藤 30 克,板蓝根 12 克。

【**主治**】 轻症中暑。

【**制法**】 将上述药物加水煎成汤剂。

【**用法**】 每日 1 剂,分 4 次内服。

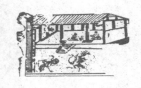

方六

布渣叶 12 克,绿豆 15 克,金银花 20 克,夏枯草 30 克,竹叶心 10 根。

【主治】 重症中暑。

【制法】 将上述药物加水煎成汤剂。

【用法】 每日 1 剂,分 2 次内服。

方七

白酒适量。

【主治】 重症中暑引起的肌痉挛和小腿转筋。

【方法】 用干净纱布蘸上白酒,在背心、肘窝、腘窝、小腿处反复揉按 15 分钟,每日 1 次。

方八

取人中、合谷、十宣、涌泉、承山穴。

【主治】 重症中暑。

【方法】 术者取毫针针刺合谷、承山穴,强刺激,留针 20 分钟,再用三棱针点刺其他各穴出血。

方九

生姜 1 小块,植物油适量。

【主治】 重症中暑。

【方法】 用生姜蘸上植物油在患者双侧肘窝、腘窝、背部等处刮皮肤,至皮肤出现充血发斑为止。可顺刮、横刮。

方十

取背脊两侧、颈部、胸肋间隙、肩臂、肘窝、腘窝等处。

【主治】 轻症中暑。

【方法】 术者用光滑的汤匙蘸食用油或清水,刮上述各处,刮至皮肤出现紫红色斑点为度。

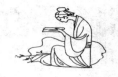

三、烧烫伤

因热力(火焰、灼热的气体、液体或固体)作用于人体所致。现代科学的发展,又增加了化学物质、放射性物质、电击引起的烧伤。

此处主要讨论常见热力而致者,其临床表现因烧伤的面积和程度而异,多见皮肤红肿或起泡、疼痛难忍、流黄水或皮肤干痛等;重者可表现为皮肤焦黑,甚至累及肌肉筋骨。轻症患者可用下述方法治疗,重症患者应急送医院救治。

方一

青蛙4只,香油500毫升。

【主治】 一般小面积烧烫伤。

【制法】 将青蛙杀死,去内脏及头爪,剥皮后,放入锅内加香油,煎炸出油,去渣,取油液。

【用法】 每日4次,外涂患处。

方二

老黄瓜适量。

【主治】 一般烧烫伤。

【制法】 切开老黄瓜,掏出瓜子及瓤,用纱布包上,挤压,过滤,取原汁装瓶备用。

【用法】 用棉签蘸取药汁涂患处,每日4次。

方三

芙蓉叶500克,凡士林1000克。

【主治】 轻度烧伤。

【制法】 将上述药物用文火熬至叶枯焦,纱布过滤,制成碧绿色软膏。

【用法】 每日4次,用棉签蘸取药物外涂患处。

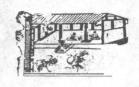

方四

四季青 800 克,鸡血藤 200 克。

【主治】 轻度烧烫伤。

【制法】 将上述药物加水 2000 毫升,煎至 500 毫升,纱布过滤,取原汁备用。

【用法】 每日 5 次,涂搽患处,直至痊愈。

方五

炉甘石 100 克,阴行草 100 克,香油适量。

【主治】 烧烫伤。

【制法】 将上述药物研成粉末,调匀备用。

【用法】 每日 1 剂,外敷患处。

方六

焦炭 250 克,冰片 10 克。

【主治】 烧烫伤。

【制法】 将上述药物研成粉末,用开水调成糊状。

【用法】 每日 3 次,外涂患处。创面如有渗液,则将药粉直接撒于患处。

方七

炒五倍子 35 克,黄连 18 克,生地榆 30 克,焦炭 30 克,冰片 9 克。

【主治】 重度烧烫伤。

【制法】 将上述药物共研粉末,拌匀,用香油调成糊状。

【用法】 每日 3 次,用棉签蘸取药汁外涂患处。

方八

生石灰 1 千克,鸡蛋清 2 个。

【主治】 烧烫伤。

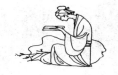

【制法】 将生石灰入凉水中搅拌,候水沉淀,取上清液调拌鸡蛋清。

【用法】 每天反复涂搽患处。

方九

火柴 2 根。

【主治】 烧烫伤水泡。

【制法】 将火柴燃烧。

【用法】 缓慢地熏烤水泡,不可靠得太近,反复温烤。

【注意事项】 除火柴外,其他可燃物均可,此法为以火毒治火毒,但被烧焦干裂的肌肤禁用,只用于呈水泡状的轻度烫伤。

四、外伤出血

因刀伤、枪伤、跌仆、打击等所致。常见伤处流血不止、疼痛,出血过多,伴有面色苍白、汗出如油、脉芤大,甚至昏厥不知人事,虚脱而亡。

急救中,应首先压迫止血,然后加压包扎;对流血不止、伤口久不愈合者要及时配合外用药物治疗;对出血过多的重症患者,应在急救处理后迅速送医院救治。

方一

鲜藕节 30 克,鲜木芙蓉叶 60 克。

【主治】 一般性外伤出血。

【制法】 将上述药物捣烂。

【用法】 每日 1 次,外敷患处。

方二

白茅根 30 克,见血清 35 克,仙鹤草 20 克,当归 12 克。

【主治】 一般性外伤出血。

【制法】 将上述药物加水煎成汤剂。

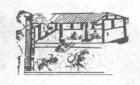

【用法】 每日 1 剂,分 2 次内服。

方 三

乌药树皮 60 克,生地榆 35 克,仙鹤草 30 克。

【主治】 轻症外伤出血。

【制法】 将上述药物共研粉末备用。

【用法】 每日 1 次,外撒患处。

方 四

白鲜皮 30 克,新槐树花 25 克,牛膝 9 克,白茅根 15 克。

【主治】 轻症外伤出血。

【制法】 将上述药物共研粉末。

【用法】 每日 1 次,外撒患处。

方 五

鲜肺形草 120 克,鲜长春花 90 克。

【主治】 创伤出血。

【制法】 将上述药物捣烂,调匀。

【用法】 每日 1 次,外敷患处,加压包扎。

【注意事项】 如出血部位在四肢,应先用止血带止血,待包扎后,再松止血带。

方 六

指甲草 30 克,无花果 25 克,三七 9 克,白及 15 克。

【主治】 外伤出血不止。

【制法】 将上述药物共研粉末。

【用法】 每日 1 次,外撒患处,加压包扎。

方 七

三七 9 克,生地黄 12 克,当归 15 克,旱莲草 12 克,夏枯草 15 克,女贞子 12 克,仙鹤草 20 克。

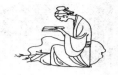

【主治】 外伤引起的眼睛出血。

【制法】 将上述药物煎成汤剂。

【用法】 每日 1 剂,分 3 次内服。

方八

白茅根 20 克,侧柏叶 15 克,生地黄 24 克,仙鹤草 12 克,大黄(炒炭)6 克,藕节 12 克,甘草 6 克。

【主治】 外伤引起的鼻出血。

【制法】 将上述药物加水煎成汤剂。

【用法】 每日 1 剂,分 3 次内服。

【注意事项】 在服药前,先应用纱球填塞,压迫止血。

方九

甲珠 3 克,生半夏 15 克,三七 12 克,何首乌 15 克。

【主治】 外伤引起的出血。

【制法】 将上述药物共研粉末。

【用法】 将药粉撒于患处,加压包扎。

方十

狗脊毛 120 克,白及 60 克,龙骨 30 克。

【主治】 外伤出血,伤口不愈。

【制法】 将上述药物研末,拌匀后撒敷于伤口处。

【用法】 每日 1 次,换药时清洗伤口,然后上药末,包扎固定。

五、误吞异物

因误吞各种物体,可出现相应部位损伤,严重者可引起梗阻等。临床上轻者可仅有喉部不适、疼痛等,重者可出现胃脘部剧烈疼痛等症状。治疗时,除采用催吐方法和外科手术外,对某些轻症患者,可配合内服药物进行引导,促使异物排出,达到治疗目的。对有明显症状的患者,应急送医院救治。

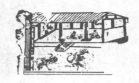
中国民间百病良方

方一

韭菜 1 小把。

【主治】 误吞鱼刺。

【制法】 将韭菜煮熟,不切。

【用法】 把韭菜直接吞食入胃。

方二

慈姑 60 克,饭豆 90 克,红枣 120 克,紫花地丁 30 克。

【主治】 误吞金、银等金属。

【制法】 将上述药物加水 1000 毫升,煎至 200 毫升。

【用法】 每日 2 次,每次 100 毫升内服。

方三

金银花 18 克,大黄 60 克,鱼腥草 25 克,蜂蜜 30 克。

【主治】 误吞毒虫。

【制法】 将上述药物共研成粉末,调匀,分成 2 份。

【用法】 每日 2 次,每次 1 份内服。

方四

马齿苋 12 克,藜芦 3 克,瓜蒂 9 克,羌活 6 克,防风 9 克。

【主治】 误吞瓷、玉等异物。

【制法】 将上述药物研成粉末,分成 3 小包。

【用法】 每日 3 次,每次用开水冲服 1 小包,催吐。

方五

白芥子 25 克,莱菔子 9 克,瓜蒂 3 克。

【主治】 误吞异物。

【制法】 将上述药物加水煎成汤剂。

【用法】 将上药分 2 次服,第一次服 2/3,第二次服 1/3,以吐为宜。

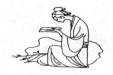

六、虫蛇咬伤

因各种有毒虫、蛇咬伤人体,毒邪侵入经络血脉所致。咬伤后可引起局部红肿疼痛及全身的中毒反应。重者若抢救不及时,可引起死亡。

现场急救是治疗虫蛇咬伤的重要环节。急救的原则,是迅速阻止毒液的吸收和扩散,尽量排出毒液。对毒蛇咬伤的病员应使其保持镇静,立即用布条或绳带在创口上方缚扎;若咬伤已超过 12 小时,则无须缚扎。然后立即用泉水或冷开水冲洗创口,除去创周黏附的毒液,并用火罐或吸奶器在创口吸出毒液,必要时术者可用口吸患处,边吸吮,边漱口。但须术者口腔黏膜无破损或龋齿,否则不能用口吸。对毒虫咬伤者,一般可先用碱性液体如肥皂水冲洗局部。

经上述急救处理后,应急送医院作进一步治疗。轻症患者可试用下列方法治疗。

方一

紫花地丁 20 克,鱼腥草 25 克,野菊花 15 克,连翘 12 克,大黄 12 克,半边莲 9 克,炒栀子 12 克,蒲公英 15 克,七叶一枝花 18 克,枳壳 9 克。

【主治】 一般毒虫、毒蛇咬伤。

【制法】 将上述药物加水煎成汤剂。

【用法】 每日 1 剂,分 3 次内服。

方二

粉防己 12 克,白马骨 12 克,七叶一枝花 15 克,八角莲 18 克,虎杖 12 克。

【主治】 各种毒虫、毒蛇咬伤。

【制法】 将上述药物加水煎成汤剂。

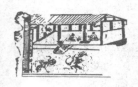

【用法】　每日 1 剂,分 3 次内服。

　　方三

　　野葡萄根 100 克,柳叶白前 90 克,白马骨 60 克,阴行草 120 克,葎草 150 克,鱼腥草 200 克。

【主治】　毒虫、毒蛇咬伤。

【制法】　将上述药物加水煎成汤剂。

【用法】　每日 4 次,外洗患处,然后将药渣外包患处。

　　方四

　　生半夏 12 克,天南星 15 克,鲜鱼腥草 30 克,鲜蒲公英 50 克,鲜石菖蒲 10 克。

【主治】　大毒虫、大毒蛇咬伤。

【制法】　将上述药物共捣烂。

【用法】　每日 2 次,外敷患处。

　　方五

　　白花蛇舌草 15 克,山花生 12 克,黄花根 25 克,吴茱萸 12 克,徐长卿 6 克。

【主治】　大毒虫、大毒蛇咬伤。

【制法】　将上述药物研成粉末,分成 2 等份。

【用法】　每日 1 等份,分成 3 次冲黄酒内服。

　　方六

　　狗牙瓣枝 100 克,大黄 30 克,冰片 3 克,凡士林 100 克。

【主治】　毒虫、毒蛇咬伤。

【制法】　将上述药物共研粉末,调匀。

【用法】　每 4 小时 1 次,外敷患处。

　　方七

　　取阿是穴。

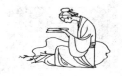

【主治】 毒虫、毒蛇咬伤。

【方法】 术者用三棱针刺患处出血,挤出毒液,再用火罐拔吸 30 分钟。

方八

独头大蒜 1 枚,艾条 1 支,姜片 4 张。

【主治】 毒虫、毒蛇咬伤。

【制法】 将独头大蒜切片。

【用法】 将独头大蒜、姜片放置伤口,然后点燃艾条,温灸伤口,一日数次。

方九

鲜竹叶 20 克,绿豆 6 克,地龙 2 条。

【主治】 毒虫咬伤红肿。

【制法】 将上述药物捣烂。

【用法】 外敷贴患处,两日一换。

方十

菊花 3 克,茉莉花 2 克。

【主治】 毒虫咬伤。

【制法】 将上述新鲜花捣烂,调拌少许麻油。

【用法】 外用涂搽患处,一日数次。

七、骨折、脱位

因突然遭受直接或间接暴力可引起骨折或脱位,表现为局部肿胀、畸形、疼痛及压痛、反常活动及功能障碍;严重的创伤可合并休克,如并发严重软组织、血管、神经、内脏等损伤,则有相应组织或器官损伤的表现。

治疗骨折及脱位的原则和方法有四点:①复位;②固定;③功能锻炼;④内外用药,促使骨折早日愈合,兼顾全身情况。

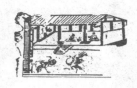

方一

朱砂根 9 克,小蜡树 30 克,蔓胡颓子 6 克,罗勒 12 克,杜仲藤 9 克,伸筋草 25 克。

【主治】 骨折、脱位。

【制法】 将上述药物共研成粉末,加入适量白酒,调成糊状,放入锅内,蒸 20 分钟,取药,置于杉木皮上。

【方法】 将骨折、脱位复位后,将上述药物外贴患处,然后用绷带固定,隔日换药 1 次,连换 7 次。

方二

鲜车前草 1 小把,鲜倒提壶根 2 小把,甜酒适量。

【主治】 骨折、脱位。

【制法】 将上述药物捣烂、调匀,置于纱布块上。

【用法】 将骨折、脱位进行复位,用绷带固定,把纱布块上的药物置于患处,加压棉垫,上好夹板,再用绷带固定,3 日换药 1 次。

方三

小驳骨 120 克,苹果 1 个,骨碎补 90 克,鸭嘴花 150 克,车前草 120 克,姜皮 30 克。

【主治】 骨折。

【制法】 将上述药物捣烂、炒热,加入体积分数为 50% 的酒精 10 毫升,调匀,摊于纱布块上。

【用法】 骨折复位后,用上药敷患处,小夹板固定,绷带包扎,隔日换药 1 次。

方四

续断 12 克,红花 6 克,当归 12 克,牛膝 12 克,川芎 12 克,白芷 15 克,乳香 6 克,没药 6 克,海桐皮 9 克,木瓜 15 克,儿茶 9

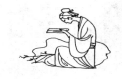

克,地肤子6克,丁香6克,木通12克。

【主治】 骨折、脱位。

【制法】 将上述药物共研粉末,用开水调匀,摊于纱布上。

【用法】 先将骨折、脱位复位,再用上述药物敷贴患处,隔日1次。

方五

鸡血藤30克,当归25克,土鳖虫15克,骨碎补20克,白及12克,续断25克,牛膝18克,广木香12克,合欢皮30克,熟大黄20克。

【主治】 骨折、脱位。

【制法】 骨折、脱位复位后,将上述药物共研成粉末,炼蜜为丸,0.5克1丸。

【用法】 每日3次,每次1丸内服。

【禁忌】 孕妇及月经期妇女禁服。

方六

小接骨20克,透骨消30克,葱头60克,乳香12克,自然铜12克。

【主治】 粉碎性骨折。

【制法】 将上述药物分别捣烂、研末。

【用法】 骨折整复后,将药末用凡士林调匀,敷贴患处,然后包扎。

方七

柳树枝120克,桑枝60克,骨碎补80克,鸡血藤30克,三七30克。

【主治】 外伤骨折。

【制法】 将上述药物研末,调拌白酒。

【用法】 骨折复位后,敷贴患处,3日一换。

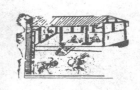

八、电击昏迷

多因不慎触电而致,其症状根据触及电流的种类、强弱、电压的高低和触电时间的长短而异。凡触电后重者,立即造成昏迷或死亡。高电压击伤者,烧伤面积较大,伤口可深达肌肉、骨骼,甚至造成骨断裂,可见惊厥、抽搐、僵直、心悸、喘息、面白唇绀等。

在抢救中,应首先切断电流,或用不导电物体拨开电源,将患者移于通风及温暖处,松衣解带。若心跳、呼吸停止者,应坚持做人工呼吸及胸外心脏按压。对昏迷患者,轻者可以下列方法进行治疗,重者应送医院抢救。

方一

五味子 12 克,熟附子 9 克,黄精 25 克,甘草 30 克。

【主治】 电击昏迷。

【制法】 将上述药物加水煎成汤剂。

【用法】 每日 1 剂,分 2 次内服。

方二

石菖蒲 6 克,黄连 9 克,黄柏 9 克,山栀子 12 克,鱼腥草 18 克,玄参 15 克,黄精 20 克,甘草 9 克。

【主治】 电击昏迷。

【制法】 将上述药物加水煎成汤剂。

【用法】 每日 1 剂,分 2 次内服。

方三

白芷 9 克,桃树叶 20 克,鱼腥草 60 克,当归 9 克。

【主治】 电击昏迷。

【制法】 将上述药物加水煎成汤剂。

【用法】 每日 1 剂,分 3 次内服。

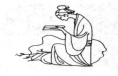

方四

取合谷、人中、十宣、涌泉穴。

【主治】 电击昏迷。

【方法】 用三棱针点刺合谷、人中、十宣穴出血,梅花针弹刺涌泉穴,加火罐拔吸 10 分钟。

九、疼 痛

疼痛是各种疾病引起的症状。产生疼痛的原因很多,如各种内脏疾病、外伤等,均可产生疼痛。在民间,对疼痛的治疗,首先是治标,减轻疼痛,然后治本,根治病因。

根据疼痛的原因和程度,镇痛的方法各不一样。具体施治,应辨证而论,综合考虑。

方一

紫金藤粉 20 克,生大黄粉 15 克,苏木 50 克。

【主治】 重物压伤疼痛。

【制法】 将苏木煎成浓汁,调紫金藤粉和生大黄粉,调匀,备用。

【用法】 将上述药物涂搽患处,连搽数次。

方二

苏木 9 克,川芎 9 克,泽泻 18 克,桃仁 9 克,红花 9 克,当归 12 克,桂枝 3 克,杜仲 3 克,牡丹皮 9 克,木通 6 克,白酒 50 毫升。

【主治】 跌打损伤引起的疼痛。

【制法】 将上述药物加水 1000 毫升,煎成 600 毫升。

【用法】 分 3 次内服。

方三

钩藤 25 克,降香 18 克,木通 15 克,丹参 20 克,王不留行 12

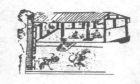

克,三七 6 克,通草 3 克。

【主治】 剧烈胸痛。

【制法】 将上述药物加水煎成汤剂。

【用法】 每日 1 剂,分 2 次内服。

方四

虎杖 30 克,芒硝 9 克,延胡索 12 克,白芍 15 克,茵陈 30 克,郁金 12 克,泽兰 12 克,枳实 12 克,青皮 12 克,生大黄 12 克,川楝子 12 克,三七粉 6 克。

【主治】 剧烈腹痛。

【制法】 将上述药物共研粉末,用蜂蜜调成丸剂,如梧桐子大小 1 丸。

【用法】 每日 3 次,每次 60 粒,温开水送服。

【注意事项】 腹痛者不应轻易止痛,应首先明确诊断,以免延误治疗。

方五

取十宣、中冲、人中、大椎穴。

【主治】 疼痛昏迷。

【方法】 术者用三棱针点刺十宣、中冲、人中出血,火罐拔吸大椎穴 10 分钟。

方六

取内关、合谷、百会、委中、涌泉等穴。

【主治】 疼痛昏迷。

【方法】 用银针分别针刺上述穴位,然后配合提、捻等手法泻之,也可配合灸条温熨。

方七

取肚脐、长强、劳宫等穴。

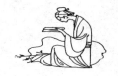

【主治】　寒湿腹痛。

【方法】　用艾灸或隔姜灸上述穴位,一日 2 次,每次灸 15 分钟左右。

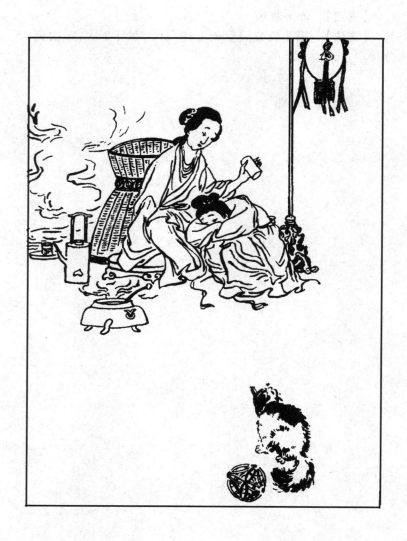

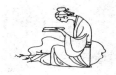

第二章 常见病

第一节 内 科

一、感 冒

感冒是由于风邪乘人体御邪能力不足之时侵袭肺卫所致。本病四时皆有,以春季为多见,临床上以头痛、恶风寒、发热、鼻塞、流清涕、脉浮为特征。

感冒临床分为三型:①风热感冒,主要表现为:发热、恶风、头痛、咳嗽、咳黄稠痰、咽喉红痛,舌尖红,苔薄白微黄,脉浮数。②风寒感冒,主要表现为:恶寒发热、无汗、头痛、四肢酸痛、鼻塞流清涕、喉痒、吐痰清稀,舌苔薄白,脉浮紧。③流行性感冒,除有感冒症状外,尚伴有全身症状,往往造成流行。

方一

生姜 12 克,麻黄 6 克,防风 9 克,红糖 15 克。

【主治】 风寒感冒。

【制法】 将上述药物加水煎成汤剂。

【用法】 每日 1 剂,分 3 次内服。

【禁忌】 风热病禁用。

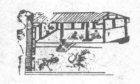
方二

葱头 20 克,生姜 12 克,大蒜 9 克,醋 5 毫升。

【主治】 风寒感冒。

【制法】 将葱头、生姜、大蒜切细,放入 500 毫升凉水中,煎至 250 毫升,加入醋,再煎至 200 毫升。

【用法】 每日 1 剂,分 2 次内服。

方三

紫苏叶 15 克,陈皮 12 克,葱头 12 克,桑叶 15 克,泥鳅串 12 克,杏仁 6 克。

【主治】 风热感冒。

【制法】 将上述药物加水 500 毫升,煎至 200 毫升。

【用法】 每日 1 剂,分早晚内服。

【禁忌】 风寒病人禁服。

方四

柴胡 9 克,黄皮叶 15 克,紫苏叶 9 克,葛根 9 克,贝母 6 克。

【主治】 风热感冒。

【制法】 将上述药物煎成汤剂。

【用法】 每日 1 剂,分 3 次内服。

方五

伤寒草 18 克,大青叶 15 克,板蓝根 15 克,野菊花 12 克,防风 6 克,羌活 6 克。

【主治】 流行性感冒。

【制法】 将上述药物共研粉末,调蜂蜜 500 克,调匀,装入广口瓶中。

【用法】 每日 3 次,每次 1 匙,冲开水内服。

方六

鲜鱼腥草 100 克,鲜野菊花 90 克,鲜蒲公英 120 克,鲜桑叶 60 克,鲜板蓝根 150 克。

【主治】 流行性感冒。

【制法】 将上述药物加水煎成汤剂。

【用法】 每日 1 剂,分 3 次内服。

方七

柴胡 9 克,桂枝 6 克,栀子 9 克,大青叶 30 克,生石膏 30 克,黄芩 12 克,杏仁 9 克,姜黄 3 克。

【主治】 流行性感冒。

【制法】 将上述药物煎成汤剂。

【用法】 每日 1 剂,分 4 次内服。

【注意事项】 老幼、体弱、孕妇慎用。

方八

取大椎、列缺穴。

【主治】 感冒。

【方法】 患者取坐位,用体积分数为 70% 的酒精棉球消毒上述穴位,用银针快速刺入,有针感为宜,留针 10 分钟,隔日 1 次。

方九

取肺俞、大椎、少商穴。

【主治】 感冒。

【方法】 患者取坐位,在背部用火罐拔吸肺俞、大椎两穴 15 分钟后,穴位处常规消毒,用梅花针弹刺,再用火罐拔吸 10 分钟,同时,三棱针点刺少商出血。隔日 1 次,3 次为 1 疗程。

方十

取风池、风府、合谷、曲池、风门、肩井、迎香穴。

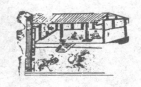

【**主治**】 感冒。

【**方法**】 患者取坐位,术者站于其后,用拇指点按上述各穴2分钟,拇指及手掌在颈、肩、背做推、摩法5分钟,然后再做揉拿法2分钟,用拇指推印堂、眉弓、太阳5分钟,每日1次。

方十一

生姜120克,葱白120克,盐60克,艾叶120克,石菖蒲60克。

【**主治**】 感冒头痛。

【**制法**】 将上述药物混合放入锅内炒热,然后用布包扎。

【**用法**】 热熨患者头部、肚脐、背部等处。

二、眩 晕

春季,眩晕病人的发病率及复发率较高,这主要与气候变化有关。临床中眩晕病的发生有以下原因:

1. 肝阳上亢 多因郁怒伤肝,肝失条达,上扰清空,引起眩晕。

2. 气血亏虚 多因气虚清阳不展,血虚不能上荣于脑,引起眩晕。

3. 肾精不足 多因肾精耗损,房劳过度,髓海不足,引起眩晕。

4. 痰浊中阻 多因清阳不升,浊阴不降,或痰火上扰,蒙蔽清阳,引起眩晕。

临床主要表现为头昏、头痛、眩晕、心烦耳鸣、恶心呕吐、失眠多梦、软弱无力等。

方一

火炭母25克,天麻9克,石菖蒲9克,鸡屎藤12克,当归12克,枳实3克,白芷3克,砂仁3克。

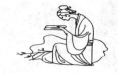

【主治】 气血亏虚眩晕。

【制法】 将上述药物加水煎成汤剂。

【用法】 每日 1 剂,分 3 次内服,15 天为 1 疗程。

方二

鲜大青木根 120 克,晕鸡头 15 克,油豆腐 60 克,白酒 15 毫升。

【主治】 风寒眩晕。

【制法】 将上述药物放于有盖的碗中,隔水煨熟。

【用法】 每日 1 剂,分 2 次吃豆腐及汤,7 天为 1 疗程。

方三

川芎 30 克,远志 25 克,当归 25 克,鸡血藤 50 克,苍术 20 克,淫羊藿 25 克。

【主治】 肾虚眩晕。

【制法】 将上述药物焙干研成粉末。

【用法】 每日 3 次,每次 10 克,冲糖开水内服。

方四

蔓荆子 120 克,菊花 90 克,川芎 90 克,火炭母 180 克,荆芥穗 60 克,夜交藤根 150 克。

【主治】 风热眩晕。

【制法】 将上述药物焙干研成粉末,调蜂蜜 1000 克,拌匀。

【用法】 每日 3 次,每次 1 匙,冲开水内服。

方五

羌活 6 克,川芎 6 克,细辛 3 克,白芷 9 克,防风 6 克,荆芥 6 克,鱼腥草 25 克,茶叶 6 克,甘草 3 克。

【主治】 眩晕。

【制法】 将上述药物加水煎成汤剂。

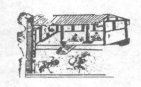

【用法】 每日 1 剂,分 3 次内服,15 天为 1 疗程。

方六

钩藤 18 克,川芎 9 克,天麻 9 克,木瓜 12 克,鸡屎藤 15 克,白芍 12 克,五味子 12 克,马兰 9 克。

【主治】 眩晕。

【制法】 将上述药物加水煎成汤剂。

【用法】 每日 1 剂,分 3 次内服,15 天为 1 疗程。

方七

柴胡 12 克,菟丝子 20 克,龙骨 20 克,桑寄生 20 克,玉竹 12 克,茯苓 12 克,白芍 12 克,白术 20 克,鸡内金 20 克,钩藤 12 克,泥鳅串 30 克,甘草 6 克。

【主治】 眩晕。

【制法】 将上述药物煎成汤剂。

【用法】 每日 1 剂,分 3 次内服。

方八

钩藤 20 克,枳实 6 克,磁石 30 克,川牛膝 21 克,天麻 10 克,半夏 15 克,代赭石 30 克,茯苓 24 克,龙胆草 6 克,全瓜蒌 21 克,泽泻 30 克,生姜 15 克,木通 12 克,白芍 12 克。

【主治】 眩晕。

【制法】 将上述药物加水煎成汤剂。

【用法】 每日 1 剂,分 3 次内服。

方九

取风池、太阳、百会、安眠穴。

【主治】 眩晕。

【方法】 患者取坐位,术者将梅花针弹刺上述穴位,然后再沿着督脉,从印堂至大椎,依次弹刺 2 遍,每日 1 次。

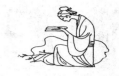

方十

取太阳、风池、印堂、合谷、大椎穴。

【主治】 眩晕。

【方法】 患者取坐位,将上述穴位常规消毒,采用 28 号 1 寸毫针,顺经络走行分布的方向行斜刺,以病人针刺局部出现酸、胀、麻感为宜。留针 20 分钟,隔日 1 次,5 次为 1 疗程。

方十一

取百会、大椎、风池、鼻准、长强、四白、心俞、肝俞穴。

【主治】 眩晕。

【方法】 患者取坐位,术者点按上述穴位 10 分钟,然后再反复推按鼻准→印堂→百会→大椎→长强,四白→风池穴各 5 遍,再提拿肩筋 3 次,每日 1 次,每次不少于 20 分钟。

方十二

取百会、脑户、太阳、行间。

【主治】 眩晕头痛。

【方法】 用三棱针点刺上述穴位,然后挤压出血,出血一般 3 滴以上。

三、头 痛

在临床中引起头痛的原因很多,但主要分外感头痛和内伤头痛两大类:

1. 外感头痛 包括风寒头痛、风热头痛、风湿头痛等。头痛发病较快,与季节气候变化有关。

2. 内伤头痛 包括肝阳上亢引起头痛、肾虚头痛、气血虚弱引起头痛、痰浊上亢而头痛、瘀血内阻头痛等。

临床主要表现为头部一侧或两侧疼痛,呈阵发性或持续性,有时较剧。

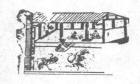

中
国
民
间
百
病
良
方

方一

鱼腥草 25 克,桑叶 12 克,夏枯草 20 克,菊花 9 克,姜黄 6 克。

【主治】 风热头痛。

【制法】 将上述药物加水煎成汤剂。

【用法】 每日 1 剂,分 3 次内服。

方二

钩藤 20 克,当归 9 克,地龙 9 克,白芷 9 克,白芍 6 克,丹参 15 克,火炭母 25 克,鱼腥草 20 克。

【主治】 气血两虚头痛。

【制法】 将上述药物共研粉末。

【用法】 每日 2 次,每次 9 克,冲糖开水内服。

方三

生姜 3 小块,川芎 6 克,白芷 12 克,鸡屎藤 20 克。

【主治】 外感风寒头痛。

【制法】 将上述药物共研粉末,调蜂蜜 250 克。

【用法】 每日 3 次,每次 1 匙冲开水内服。

方四

鲜鱼腥草 60 克,鲜野菊花 50 克,鲜夏枯草 30 克,生姜 2 小块,生大蒜 20 克,鲜桑叶 20 克。

【主治】 外感风寒、风热头痛。

【制法】 将上述鲜药捣烂、取汁。

【用法】 每日 1 剂,分 2 次冲蜂蜜内服。

方五

取太阳、百会、列缺、大椎、肝俞穴。

【主治】 头痛。

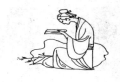

【方法】 患者取坐位,术者用三棱针点刺太阳、百会、列缺穴出血,火罐拔吸大椎、肝俞穴各5分钟。

方六

取合谷、列缺、印堂、百会、风池、太阳穴。

【主治】 头痛。

【方法】 患者取坐位,术者用针刺上述穴位,以有酸、麻、胀感为度,留针15分钟。每日刺一侧穴位,轮换进行。

方七

取列缺、百会、风池、合谷、太冲、攒竹、眉弓穴。

【主治】 头痛。

【方法】 病人取仰卧位,术者站于患者头顶侧,用拇指揉按上述穴位11遍,再用双拇指分推印堂前额至太阳穴5遍,然后用中指、食指揉后颈部两侧5分钟,用双手指从两侧的太阳穴至耳后做推法5遍。

四、胁　痛

胁痛,因肝失条达,气阻脉络,或瘀血停积,阻滞脉络不通,或饮食不调,湿热蕴结肝胆,或劳伤精血,肝失濡养所致。临床分为肝气郁结、瘀血停滞、肝胆湿热、肝阴不足四型。胁痛的临床症状有:胁痛胀满走窜,胸闷不舒,或胁痛如刺,痛处不移,拒按,或目黄身黄,胁痛,胸痛等。

方一

白芥子18克,血竭15克,木通12克,炒土鳖虫15克,虎杖20克,三七12克。

【主治】 挫伤胁痛。

【制法】 将上述药物共研粉末,分成10包。

【用法】 每日1包,分3次用黄酒送服。

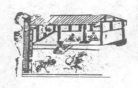

【禁忌】 孕妇忌服。

方二

姜黄 6 克,老鹳草 18 克,当归 12 克,枳实 6 克,青藤香 15 克,乳香 6 克,没药 6 克,白芥子 18 克,鸡血藤 12 克,冰片 3 克,樟脑 3 克。

【主治】 瘀血停滞胁痛。

【制法】 将上述药物研成粉末,用凡士林调成糊状。

【用法】 每日 1 次,外敷患处。

方三

青皮 9 克,白芥子 6 克,栀子 9 克,牡丹皮 12 克,柴胡 12 克,虎杖 12 克,板蓝根 15 克,枳实 3 克。

【主治】 肝气郁结胁痛。

【制法】 将上述药物加水煎成汤剂。

【用法】 每日 1 剂,分 3 次内服。

方四

延胡索 6 克,金钱草 60 克,海金沙 30 克,车前子 15 克,鸡血藤 15 克,丁香 6 克,姜黄 3 克,茵草 30 克。

【主治】 肝胆湿热胁痛。

【制法】 将上述药物加水煎成汤剂。

【用法】 每日 1 剂,分 3 次内服。

方五

取阳陵泉、蠡沟、内关、期门、支沟穴。

【主治】 胁痛。

【方法】 患者取坐位,术者站于其旁,用右手拇指点按上述各穴 15 次;然后,让患者仰卧,术者用手掌自胸骨沿肋间向侧方作分推法 3 分钟;再让患者俯卧,用手掌揉摩上背部 3 分钟。每

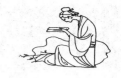

日 1 次,每次 20 分钟。

方六

取窍阴、阳陵泉、阿是穴。

【主治】 胁痛。

【方法】 患者取坐位,术者用三棱针点刺窍阴、阳陵泉穴出血,用梅花针弹刺阿是穴,微出血。隔日 1 次。

五、高 烧

高烧,发病的原因多种多样,有因热毒外窜经络,内壅脏腑,或胃阴受劫,肠道燥结,或疫疬热毒乘虚而入,先传肺胃二经等所致。不同年龄的患者和不同病因的高烧,临床症状各不一样,有的高烧伴昏迷不醒,有的伴四肢抽搐或伴随其他症状。

治疗高烧应辨明原因,凡急者,先治其标,然后治其本。可按下列治法作紧急处理,然后送医院进一步诊治。

方一

岗梅根 30 克,马鞭草 9 克,算盘子根 30 克,五色梅根 30 克。

【主治】 感冒引起的高烧。

【制法】 将上述药物加水煎成汤剂。

【用法】 每日 1 剂,分 3 次内服。

方二

下田菊 12 克,土牛膝 25 克,狗肝菜 25 克,鬼针草 25 克。

【主治】 感冒引起的高烧。

【制法】 将上述药物加水煎成汤剂。

【用法】 每日 1 剂,分 3 次内服。

方三

柴胡 9 克,生石膏 35 克,知母 12 克,鱼腥草 25 克,板蓝根

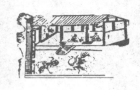

20 克,羌活 12 克,夏枯草 25 克,甘草 9 克。

【主治】 高烧。

【制法】 将上述药物加水煎成汤剂。

【用法】 每日 1 剂,分 3 次内服。

方四

穿心莲 9 克,枸杞根 25 克,何首乌 25 克,鱼腥草 20 克。

【主治】 阴虚高烧。

【制法】 将上述药物加水煎成汤剂。

【用法】 每日 1 剂,分 3 次内服。

方五

取少商、少泽、中冲、商阳穴。

【主治】 高烧。

【方法】 先穴位处常规消毒,术者用三棱针点刺上述各穴,挤出 2~3 滴血,隔日 1 次。

方六

取印堂、合谷、大椎、双手掌。

【主治】 小儿高烧。

【方法】 用少量白酒涂于患者手心,术者左手拿住患者手,右手拇指在手掌心作揉、分、推法 10 分钟。再按揉印堂、合谷、大椎穴 10 分钟;每日 1 次,每次不少于 20 分钟。

方七

鲜西瓜皮 60 克,板蓝根 20 克,金银花 20 克,石膏 10 克,鸡蛋清 2 个。

【主治】 高烧不退。

【制法】 将上述药物捣烂,调拌少许白酒。

【用法】 敷贴在患者肚脐、大椎等处,每日换药 1 次。

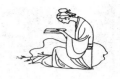

六、霍　乱

因感受时邪或饮食不慎损伤脾胃所致。以起病突然,大吐大泻,烦闷不舒,或伴腹痛为特点。本病来势凶猛,临床治疗应辨证准确,先止吐泻,后扶正祛邪固本。病情急重者,应送医院救治。

方一

焦白术 24 克,人参 9 克,制附子 3 克,木瓜 9 克,炮姜炭 9 克,栀子 9 克,炙甘草 9 克。

【主治】　霍乱初期。

【制法】　将上述药物加水 1000 毫升,煎成 300 毫升。

【用法】　每日 3 次,每次 100 毫升内服。

方二

生薏苡仁 15 克,汉防己 12 克,杏仁 9 克,木瓜 6 克,连翘 9 克,半夏 9 克。

【主治】　霍乱。

【制法】　将上述药物加水煎成汤剂。

【用法】　每日 1 剂,分早晚内服。

方三

附子 9 克,肉桂 6 克,党参 15 克,陈皮 9 克,白术 12 克,麦冬 12 克,生姜 12 克,大枣 6 枚,炙甘草 12 克。

【主治】　霍乱。

【制法】　将上述药物加水煎成汤剂。

【用法】　每日 1 剂,分 3 次内服。

方四

党参 12 克,山楂 9 克,延胡索 9 克,干姜 12 克,白术 15 克,

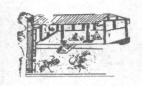

陈皮 9 克,炙甘草 9 克。

【主治】 霍乱。

【制法】 将上述药物加水煎成汤剂。

【用法】 每日 1 剂,分 3 次内服。

方五

取公孙、足三里、曲池、内庭、中脘、胃俞、脾俞穴。

【主治】 霍乱。

【方法】 术者用火罐拔吸中脘、胃俞、脾俞穴 15 分钟,用三棱针点刺公孙、足三里、曲池、内庭穴出血。

七、伤 寒

多因夏季感受风热暑湿之邪,或饮食不慎,或因脾胃虚寒、营卫相搏、正邪相争所致。

临床上分邪在卫分、邪在气分、邪入营血三种,临床症状各不一样。凡伤寒来势徐缓,持续发热,脘痞腹胀,重者神昏、肢厥者,则应清热利湿、芳香醒胃、清营凉血。

方一

黄芩 12 克,大黄 9 克,当归 6 克,芒硝 6 克,桃仁 6 克,芍药 6 克。

【主治】 伤寒初期。

【制法】 将上述药物共研粉末,分成 10 小包。

【用法】 每日 3 次,每次 1 小包,冲开水内服。

方二

虎杖 9 克,姜黄 6 克,黄连 12 克,穿心莲 12 克。

【主治】 伤寒。

【制法】 将上述药物共研粉末,用蜂蜜调成糊状。

【用法】 每日 3 次,每次 1 匙,冲开水内服。

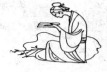

方三

柴胡 15 克,黄芩 6 克,穿心莲 15 克,水杨梅全草 180 克,鱼腥草 150 克。

【主治】 伤寒。

【制法】 将上述药物加水煎成汤剂。

【用法】 每日 1 剂,分 3 次内服。

方四

夏枯草 120 克,茯苓 30 克,木通 60 克,枳实 45 克,七寸金 150 克。

【主治】 伤寒。

【制法】 将上述药物共研粉末。

【用法】 每日 3 次,每次 9 克,冲开水服。

方五

取内关、足三里、少商、少泽、中冲、照海穴。

【主治】 伤寒。

【方法】 穴位处常规消毒,用三棱针针刺上述各穴出血,隔日 1 次。

八、咳 嗽

咳嗽是肺系疾病中一个主要症状。咳嗽的发生,有外邪侵袭,肺卫同感者,有肺脏自病者,亦有其他脏腑患病,干及肺脏而成者。但不论病因如何,咳嗽的病位总不离于肺。在咳嗽的分类上,一般分为外感咳嗽和内伤咳嗽两类。临床中根据病因不同,治疗方法也各异。

方一

鲜土党参 30 克,鲜鱼腥草 35 克,百部 9 克。

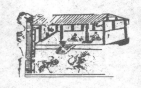
【主治】 肺虚咳嗽。

【制法】 将上述药物煎水。

【用法】 每日1剂,分3次内服。

方二

桑白皮6克,夏枯草25克,杏仁6克,马兜铃6克,甘草6克。

【主治】 肺虚咳嗽。

【制法】 将上述药物煎水。

【用法】 每日1剂,分早晚内服。

方三

沙参15克,天冬18克,生地黄12克,鸡血藤12克。

【主治】 肺结核咳嗽。

【制法】 将上述药物加水1000毫升,煎成300毫升。

【用法】 每日3次,每次100毫升内服。

方四

五味子15克,贝母9克,桔梗6克,知母12克,紫菀9克,甘草6克。

【主治】 肺结核咳嗽。

【制法】 将上述药物煎水。

【用法】 每日1剂,分3次内服。

方五

梨皮150克,蜂蜜30克。

【主治】 热证咳嗽。

【制法】 将梨皮切细,加入蜂蜜冲开水。

【用法】 每日1剂,分多次内服。

方六

竹叶心6根,侧柏叶15克,鱼腥草30克,穿心莲9克。

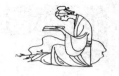

【主治】 风热咳嗽。

【制法】 将上述药物煎成汤剂。

【用法】 每日 1 剂,分 3 次内服。

方七

竹沥 20 克,川贝母 12 克,枇杷叶 3 克,侧柏叶 9 克。

【主治】 久咳不愈。

【制法】 将上述药物煎成汤剂。

【用法】 每日 1 剂,分 3 次内服。

方八

熟附子 3 克,熟地黄 12 克,山药 6 克,茯苓 6 克,山茱萸 6 克,肉桂 3 克,泽泻 3 克,牡丹皮 3 克,桔梗 6 克。

【主治】 肾虚咳嗽。

【制法】 将上述药物煎水。

【用法】 每日 1 剂,分 3 次内服。

方九

取少商、商阳、肺俞穴。

【主治】 热证咳嗽。

【方法】 术者取三棱针点刺上述各穴微出血,隔日 1 次。

方十

取大椎、肺俞、膻中穴。

【主治】 咳嗽。

【方法】 术者用火罐拔吸上述各穴 15 分钟,再用梅花针弹刺,然后用火罐拔吸 15 分钟。

九、喘 证

在冬季,老年人和久病患者,因感受风寒之邪,侵袭肺脏;或

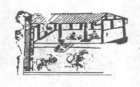

久病体虚，正气衰减，寒邪乘隙而入所致。症见气急痰鸣、痰少清稀、胸闷，或痰黄稠黏、胸高气粗、面赤烦渴，或胸满喘咳、头痛恶寒，或喘促短气、言语无力，或动则气喘、畏寒自汗、面青肢冷等。临床中根据其症状、病因的不同，其治疗方法各不一样，应结合辨证施治。

方一

黄芩 90 克，杏仁 180 克，车前草 60 克，五味子 60 克，川贝母 90 克，苏叶 300 克，白芥子 150 克。

【主治】 实喘。

【制法】 将上述药物研成粉末，调蜂蜜适量。

【用法】 每日 3 次，每次 1 匙，饭前服。

方二

五指毛桃 60 克，胡颓子叶 30 克，映山红 30 克，鱼腥草 20 克，白芷 9 克，莱菔子 12 克。

【主治】 实喘。

【制法】 将上述药物煎水。

【用法】 每日 1 剂，分 3 次内服。10 天为 1 疗程。

方三

厚朴 6 克，杏仁 12 克，紫苏 12 克，半夏 6 克，陈皮 9 克，茯苓 9 克，枳壳 9 克，桔梗 6 克，生姜 3 片，甘草 6 克，前胡 6 克。

【主治】 实喘。

【制法】 将上述药物研成粉末，调蜂蜜适量。

【用法】 每日 3 次，每次 1 匙，饭前服。

方四

鱼腥草 25 克，桑叶 15 克，杏仁 12 克，沙参 9 克，象贝母 9 克，夏枯草 20 克，黄芩 9 克，香薷 12 克，桔梗 9 克。

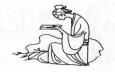

【主治】 实喘。

【制法】 将上述药物煎水。

【用法】 每日 1 剂,分 3 次内服。

方五

杏仁 12 克,五味子 12 克,补骨脂 9 克,丹参 30 克,枳壳 9 克,白芥子 6 克,制半夏 12 克,陈皮 9 克,鱼腥草 25 克。

【主治】 虚喘。

【制法】 将上述药物煎水。

【用法】 每日 1 剂,分 3 次内服。

方六

细辛 9 克,五味子 12 克,苏子 12 克,白芥子 12 克,胡桃肉 15 克,川芎 12 克,红花 6 克,续断 9 克,制半夏 9 克,陈皮 6 克。

【主治】 虚喘。

【制法】 将上述药物煎水。

【用法】 每日 1 剂,分 3 次内服。

方七

满山红 20 克,玉竹 15 克,贝母 9 克,姜黄 6 克,五味子 12 克。

【主治】 虚喘。

【制法】 将上述药物煎水。

【用法】 每日 1 剂,分 3 次内服。

方八

矮地茶 60 克,陈皮 40 克,枇杷叶 35 克,鱼腥草 40 克,虎杖 90 克,侧柏叶 30 克。

【主治】 喘证。

【制法】 将上述药物共研粉末,分成 15 包。

【用法】 每日 1 包,分 3 次冲开水内服。

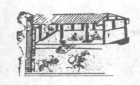

方九

取膻中、丰隆、列缺、大椎、中府穴。

【主治】 喘证。

【方法】 术者用三棱针点刺丰隆、列缺穴出血;用梅花针弹刺大椎、膻中、中府穴,用火罐拔吸 15 分钟出血,隔日 1 次。

方十

取膻中、肚脐、膏肓、大椎、命门、涌泉等穴。

【主治】 哮喘。

【方法】 术者用艾条隔姜灸上述穴位,每日 2 次,连续 3 日为 1 疗程。

十、胃　痛

临床中常见的胃痛,主要分以下几种类型:

1. 肝胃不和　多因忧思、恼怒伤肝,肝郁气滞,疏泄失职,横逆犯胃所致。

2. 脾胃虚寒　多因秋季寒热变化,饮食不佳,纳运不健,胃失温煦,中寒内生所致。

3. 瘀血凝滞　多因气滞血瘀,癥块阻结,聚结胃脘部所致。

4. 食滞胀满　多因食滞中焦,脾胃运化失常,胃气不和所致。

方一

松花 9 克,鸡骨香 9 克,延胡索 6 克,九里香叶 18 克,两面针 18 克。

【主治】 胃痛。

【制法】 将上述药物煎水。

【用法】 每日 1 剂,分 3 次内服。

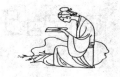

方二

煅瓦楞子 60 克,九里香叶 18 克,泥鳅串 25 克。

【主治】　胃痛。

【制法】　将上述药物共研细末。

【用法】　每日 3 次,每次 6 克,冲开水服。

方三

木香 9 克,干姜 9 克,小茴香 9 克,甘草 6 克。

【主治】　胃寒痛。

【制法】　将上述药物煎水。

【用法】　每日 1 剂,分 3 次内服。

方四

香附 18 克,苍术 12 克,樟木子 9 克。

【主治】　虚寒胃痛。

【制法】　将上述药物煎水。

【用法】　每日 1 剂,分 3 次内服。

方五

延胡索 12 克,朝阳花盘 1 个。

【主治】　胃痛。

【制法】　将上述药物焙干研成粉末。

【用法】　每日 3 次,每次 6 克,冲开水内服。

方六

三七 18 克,柚子皮 30 克,鱼腥草 60 克,山楂 15 克。

【主治】　胃痛。

【制法】　将上述药物共研粉末。

【用法】　每日 3 次,每次 9 克,冲开水内服。

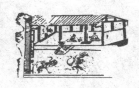

方七

鱼腥草 30 克,陈皮 6 克,白术 12 克,黄连 9 克,木香 6 克,姜黄 9 克,延胡索 18 克,甘草 6 克。

【主治】 胃痛。

【制法】 将上述药物共研粉末,调蜂蜜。

【用法】 每日 3 次,每次 1 匙,冲开水内服。

方八

取足三里、太冲、少冲、二间、胃俞、中脘穴。

【主治】 胃痛。

【方法】 术者用三棱针点刺足三里、太冲、少冲、二间穴出血,用梅花针弹刺胃俞、脾俞、中脘穴,然后用火罐拔吸出血,隔日 1 次。

方九

取中脘、内关、足三里、大椎、脾俞、胃俞穴。

【主治】 胃痛。

【方法】 病人俯卧位,术者站于患者右侧,用右手掌根部在大椎、脾俞、胃俞穴上按揉 15 分钟;再让病人仰卧,术者两手拇指齐压中脘穴。用拇指点按内关、足三里穴 10 分钟。每次治疗 30 分钟,每日 1 次。

方十

香附 120 克,食盐 60 克,生姜 60 克,小茴香 60 克,艾叶 60 克。

【主治】 胃脘冷痛。

【制法】 将上述药物炒热后,用布包扎。

【用法】 每日 2 次,熨烫胃脘部或背部。

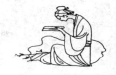

十一、腹　泻

多因感受外邪,寒湿侵入肠胃,阻闭中焦,或湿热内蕴,运化失司所致。在秋季,因饮食不节、过食油腻不洁之物,或情志不畅,肝气横逆,或脾胃虚弱,运化失调等所致。

临床中根据腹泻的症状表现分为暴泻、久泻两大类。暴泻特征:发病急骤,病程较短,往往伴有邪气实的证候;久泻特征:发病缓慢,病程较长,常有正气不足的征象。治疗腹泻,以调理脾胃为总则。一般暴泻应以祛邪为主,常用散寒、除湿、消食、清热等法;久泻多虚多寒,常用补虚、温阳、固涩等法。

方一

淡竹叶 20 克,淡豆豉 15 克,芦根 15 克,葛根 15 克,黄芩 9 克,黄连 9 克,槟榔 9 克。

【主治】　湿热腹泻。

【制法】　将上述药物煎成水。

【用法】　每日 1 剂,分 3 次内服。

方二

鲜鱼腥草 35 克,鲜萆草 20 克,鲜刺苋 60 克,古山龙 25 克,虎杖 12 克。

【主治】　湿热腹泻。

【制法】　将上述药物煎水。

【用法】　每日 1 剂,分 3 次内服。

方三

金银花 20 克,菊花 12 克,黄连 20 克,白头翁 12 克,秦皮 12 克,赤芍 9 克,牡丹皮 6 克。

【主治】　疫毒性腹泻。

【制法】　将上述药物共研细末,分成 9 包。

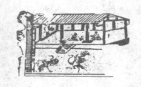

【用法】 每日 3 次,每次 1 包,冲开水内服。

方四

大蒜 12 克,飞扬草 30 克,鲜马齿苋 60 克。

【主治】 疫毒性腹泻。

【制法】 将上述药物煎水。

【用法】 每日 1 剂,分 3 次内服。

方五

党参 16 克,白芍 18 克,赤石脂 9 克,干姜 9 克,木香 6 克,肉桂 3 克,白术 12 克,鱼腥草 20 克,甘草 6 克。

【主治】 虚寒腹泻。

【制法】 将上述药物加入 1000 毫升凉水,煎至 300 毫升。

【用法】 每日 3 次,每次 100 毫升内服。

方六

鲜凤尾草 120 克,鲜泥鳅串 90 克,鲜海金沙藤 60 克。

【主治】 腹泻。

【制法】 将上述药物煎水。

【用法】 每日 1 剂,分 3 次内服。

方七

鲜鱼腥草 150 克,鲜大青叶 60 克,菖蒲根 30 克。

【主治】 腹泻。

【制法】 将上述药物煎成汤剂。

【用法】 每日 1 剂,分 3 次内服。

方八

水菖蒲 18 克,鸡屎藤 9 克,芍药 6 克,黄连 9 克。

【主治】 腹泻。

【制法】 将上述药物研成粉末。

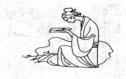

【用法】 每日 3 次,每次 6 克,冲开水内服。

方九

藿香 12 克,鸡内金 6 克,山楂 9 克,干姜 9 克,陈皮 9 克,紫苏 12 克,黄连 18 克,枳实 6 克。

【主治】 急性腹泻。

【制法】 将上述药物研成粉末。

【用法】 每日 3 次,每次 6 克,冲开水内服。

方十

取长强、脐中穴。

【主治】 腹泻。

【方法】 术者用三棱针点刺长强、脐中四边穴出血,然后用火罐拔吸脐中 15 分钟。

方十一

取足三里、三阴交、内关、曲池、胃俞、肝俞、脾俞穴。

【主治】 腹泻。

【方法】 患者取仰卧位,术者站于患者右侧,用右手拇指点按足三里、三阴交、内关、曲池穴 15 分钟,用右手掌根揉按下腹部 10 分钟;再让患者俯卧,术者用右手拇指点按胃俞、肝俞、脾俞穴 10 分钟。每次治疗 30 分钟,每日 1 次。

十二、脏 躁

因体质虚弱、忧愁思虑、劳倦伤脾,或病后伤阴,或产后亡血,五脏失于濡养等所致。症见心中烦乱、手足心发热、情绪易激动、神志恍惚、睡眠不安、口干舌燥、大便结燥等。

方一

夜交藤 18 克,远志 12 克,苍术 9 克,大过路黄 6 克,石菖蒲

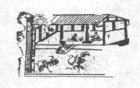
18 克,大枣 9 枚,黄芩 15 克,车前草 15 克,浮小麦 30 克。

【主治】 脏躁。

【制法】 将上述药物加水煎成汤剂。

【用法】 每日 1 剂,分 3 次内服。

方二

柴胡 9 克,五味子 6 克,鸡屎藤 18 克,当归 9 克,神曲 9 克,穿心莲 12 克,虎杖 9 克,甘草 6 克。

【主治】 脏躁。

【制法】 将上述药物加水煎成汤剂。

【用法】 每日 1 剂,分 3 次内服。

方三

鱼腥草 30 克,鸡血藤 18 克,熟地黄 12 克,谷芽 15 克,麦芽 15 克,钩藤 12 克,枳实 6 克,香附 9 克,甘草 6 克。

【主治】 脏躁。

【制法】 将上述药物加水煎成汤剂。

【用法】 每日 1 剂,分 3 次内服。

方四

丹参 20 克,夏枯草 30 克,女贞子 18 克,苍术 12 克,桑叶 12 克,火炭母 30 克,白芍 9 克,黄芩 9 克,石菖蒲 12 克,青藤香 12 克。

【主治】 脏躁。

【制法】 将上述药物加水煎成汤剂。

【用法】 每日 1 剂,分 3 次内服。

方五

取大敦、百会、太冲、少冲、行间、人中穴。

【主治】 脏躁。

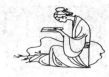

【方法】 穴位处常规消毒,用三棱针点刺上述 2～3 穴,挤出 3～5 滴血,隔日 1 次,轮换进行。

方六

取大椎、期门、肝俞、心俞,足三里穴。

【主治】 脏躁。

【方法】 穴位处常规消毒,用梅花针弹刺上述各穴,火罐拔吸出血,留罐 15 分钟,隔日 1 次。

方七

地龙 120 克,苦瓜藤 60 克,鲜萝卜叶 60 克。

【主治】 脏躁。

【制法】 将上述药物煎熬成汁。

【用法】 每天早晚烫洗双足,然后将足心擦热为度。

十三、疟 疾

疟疾是感染疟邪所引起的一种时行杂病,临床上以寒战、高热、汗出,呈间歇性、周期性发作为特点。夏秋季为主要发病季节,俗称"打摆子"。

方一

三台花根 30 克,胡椒 1.5 克,草果 3 克。

【主治】 疟疾前期。

【制法】 将上述药物煎水。

【用法】 每日 1 剂,分 3 次在疟疾发作前 1 小时内服。

【禁忌】 孕妇忌服。忌食酸、冷、豆类及腥味食物。

方二

黄精 120 克,马鞭草 60 克,柴胡 18 克。

【主治】 疟疾前期。

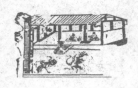

【制法】 将上述药物研成细末。

【用法】 每日 3 次,每次 6 克,冲糖开水内服。

方三

桂枝 3 克,白芷 6 克,苍术 3 克,川芎 3 克。

【主治】 疟疾。

【制法】 将上述药物研成粉末。

【用法】 每次在疟疾发作前 2 小时,用药粉 2 克放在棉花上,纳入一侧鼻孔,4 小时后取出。儿童将药粉撒在膏药上,在发作前 4 小时贴肚脐处。

方四

青蒿素 4.5 克,防风 18 克。

【主治】 疟疾。

【制法】 将上述药物研成粉末,分成 9 包。

【用法】 每日 3 次,每次 1 包,冲开水内服。

方五

黄芩 6 克,柴胡 9 克,常山 15 克,法半夏 6 克,槟榔 12 克,草果 6 克,鱼腥草 25 克,生姜 4 片。

【主治】 疟疾。

【制法】 将上述药物煎成汤剂。

【用法】 每日 1 剂,分 3 次内服。

方六

柴胡 12 克,藿香 6 克,连翘 12 克,厚朴 4.5 克,黄芩 12 克,通草 3 克,金银花 24 克。

【主治】 疟疾。

【制法】 将上述药物加入 1000 毫升水,煎成 300 毫升。

【用法】 每日 3 次,每次 100 毫升。

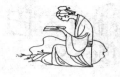

方七

取大椎、后溪、陶道、阳辅、曲池、合谷、间使穴。

【主治】 疟疾。

【方法】 术者用三棱针点刺大椎、后溪、陶道、阳辅穴出血，再用火罐拔吸大椎穴 15 分钟，然后用梅花针弹刺曲池、合谷、间使穴出血，隔日 1 次。

十四、咳　血

咳血，多因外感风热燥邪，损伤肺络；或暴怒伤肝，肝火上逆灼伤肺络；或久病、热病、劳欲等伤及肾阴，产生内热，致肺肾阴虚火旺；或寒邪入里，致肺脾气虚，气不摄血所致。

咳血有寒热虚实之辨。一般实证多热，如肺热壅盛，肝火犯肺；虚证则有阴虚火旺，脾肺气虚之别。临床主要表现为喉痒、咳嗽、痰中带血块或血丝，大量咳血时，可血出如泉涌，以后往往痰中带血数日。除此之外，本病常还伴有其他症状。治疗咳血，应根据病性不同而施治，以达到宁肺止血的目的。

方一

八角马叶 8 片，鸡肉 250 克。

【主治】 咳血。

【制法】 将上述药物放在没煮过盐的瓦罐内，加水煮熟。

【用法】 每晚睡前半小时吃肉喝汤。

方二

明矾 24 克，桑叶 30 克，儿茶 35 克。

【主治】 咳血。

【制法】 将上述药物共研粉末。

【用法】 每日 3 次，每次 1 克，冲白开水内服。

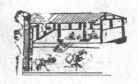
方三

鲜土大黄叶 7 片,鱼腥草 60 克,鲜仙鹤草 18 克。

【主治】 咳血。

【制法】 将上述药物煎水。

【用法】 每日 1 剂,分 3 次内服。

方四

百合 15 克,川贝母 20 克,白及 20 克,生地黄 25 克,虎杖 12 克。

【主治】 肺痈咳血。

【制法】 将上述药物研成粉末,调蜂蜜适量。

【用法】 每日 3 次,每次 1 匙,冲开水内服。

方五

荷叶 6 克,旱莲草 12 克,当归 9 克,桃仁 6 克,红花 3 克,白茅根 12 克。

【主治】 肺痈咳血。

【制法】 将上述药物煎水。

【用法】 每日 1 剂,分 3 次内服。

方六

枇杷叶 15 克,百部 15 克,天冬 18 克,鱼腥草 18 克,三白草根 9 克。

【主治】 肺痈咳血。

【制法】 将上述药物煎水。

【用法】 每日 1 剂,分 3 次内服。

方七

大蓟 6 克,小蓟 6 克,大黄 3 克,桃仁 6 克,赤芍 9 克,红花 3 克,当归 6 克,白茅根 15 克,冰片 3 克,樟脑 3 克。

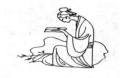

【主治】 小儿咳血。

【制法】 将上述药物研成粉末,调凡士林适量。

【用法】 术者用火罐在患者脐部拔吸 15 分钟,然后外敷上药,加盖止痛膏或敷盖纱布。

方八

取大椎、内关、尺泽穴。

【主治】 咳血。

【方法】 术者用梅花针弹刺上述穴位,然后用火罐拔吸 15 分钟出血,隔日 1 次。

方九

取孔最、膻中、尺泽穴。

【主治】 咳血。

【方法】 术者用银针针刺上述穴位,中等刺激,留针 20 分钟,隔日 1 次。

【注意事项】 针刺时,根据病人年龄、体质不同而分别采用补或泻法。

十五、呕　吐

临床中呕吐,分实证、虚证两大类。

1. 实证　多因肝胃不和,痰饮内阻,饮食停积,外邪犯胃所致。临床症见突然呕吐、脘腹胀满、烦闷不舒等。

2. 虚证　多因脾胃虚寒、胃阴不足、久病脾阳受损等所致,临床症见呕吐反复发作、呕吐量少、时作干呕、胸脘痞闷、喜暖恶寒等。

方一

花椒 6 克,干姜 9 克,炙甘草 9 克,红糖 120 克。

【主治】 胃寒呕吐。

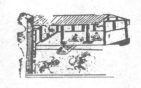

【制法】 将上述药物煎水。

【用法】 每日 1 剂,分 3 次内服。

方二

制附子 15 克,干姜 9 克,甘草 6 克,鸡屎藤 25 克。

【主治】 呕吐。

【制法】 将上述药物煎水。

【用法】 每日 1 剂,分 2 次内服。

方三

陈皮 12 克,干姜 6 克,鱼腥草 25 克,枳实 3 克。

【主治】 呕吐。

【制法】 将上述药物煎水。

【用法】 每日 1 剂,分 2 次内服。

方四

紫苏子 15 克,陈皮 6 克,黄芩 6 克,竹茹 6 克。

【主治】 呕吐。

【制法】 将上述药物煎水。

【用法】 每日 1 剂,分 2 次内服。

方五

干姜 12 克,半夏 9 克,夏枯草 15 克,山楂 15 克。

【主治】 妊娠呕吐。

【制法】 将上述药物煎水。

【用法】 每日 1 剂,分 3 次内服。

方六

鱼腥草 30 克,姜黄 6 克,薏苡根 60 克,当归 9 克,半夏 9 克。

【主治】 胃虚呕吐。

【制法】 将上述药物煎水。

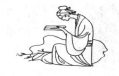

【用法】 每日 1 剂,分 3 次内服。

方七

绿豆 60 克,生姜 3 片,大蒜 1 个。

【主治】 热毒呕吐。

【制法】 将上述药物煎水。

【用法】 每日 1 剂,分 3 次内服。

方八

取中脘、内关、足三里、天突、胃俞穴。

【主治】 呕吐。

【方法】 术者用银针在上述穴位上快速进针后,顺时针捻转,得气后留针 15 分钟,每日 1 次,6 天为 1 疗程。

方九

取委中、金津、玉液、足三里、中脘等穴。

【主治】 急性吐泻。

【方法】 上述穴位委中、金津、玉液用三棱针或银针点刺出血。足三里、中脘用艾条隔热温灸,每日 1 次。

十六、便　秘

便秘主要分虚实两大类型。

1. 虚秘　多因肺脾气虚,运化失职,或肾阳虚弱,阴寒内生等所致,症见大便干燥、排便困难、腹中冷痛等。

2. 实秘　多因胃肠积热或气机郁滞所致,症见大便燥结、小便短赤、腹胀腹痛等。

方一

火麻仁 15 克,大黄 9 克,虎杖 12 克,枳实 6 克。

【主治】 便秘。

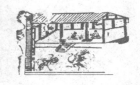

【制法】　将上述药物煎水。

【用法】　每日 1 剂,分早晚服。

方二

枳实 6 克,厚朴 9 克,大黄 9 克,鱼腥草 18 克。

【主治】　实热便秘。

【制法】　将上述药物煎水。

【用法】　每日 1 剂,分 3 次内服。

方三

杏仁 15 克,大黄 30 克,厚朴 15 克,火麻仁 30 克,白芍 30 克,夏枯草 25 克。

【主治】　便秘。

【制法】　将上述药物煎水。

【用法】　每日 1 剂,分早晚内服。

方四

陈皮 6 克,番泻叶 9 克,火麻仁 9 克,枳实 6 克,延胡索 6 克。

【主治】　便秘。

【制法】　将上述药物煎水。

【用法】　每日 1 剂,分早晚内服。

方五

柴胡 12 克,大黄 6 克,桃仁 18 克,木香 12 克,枳实 6 克,甘草 12 克。

【主治】　习惯性便秘。

【制法】　将上述药物研成粉末,调蜂蜜适量。

【用法】　每日 3 次,每次 1 匙,饭前服。

方六

陈皮 12 克,益智仁 18 克,鱼腥草 18 克,厚朴 6 克,大黄 9

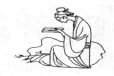

克。

　　【主治】　便秘。

　　【制法】　将上述药物煎水。

　　【用法】　每日 1 剂,分 2 次冲蜂蜜内服。

　　方七

　　何首乌 12 克,大黄 6 克,草决明 6 克,夏枯草 18 克,姜黄 9 克,虎杖 12 克。

　　【主治】　手术后引起的便秘。

　　【制法】　将上述药物煎水。

　　【用法】　每日 1 剂,分 3 次冲蜂蜜内服。

　　方八

　　取三阴交、足三里、天枢、照海、关元、气海、八髎、大肠俞穴。

　　【主治】　便秘。

　　【方法】　术者用拇指或中指点按上述各穴 10 分钟,然后,患者取仰卧位,两腿屈曲,术者站于患者右侧,用一手或两手顺肠行分布按揉 15 分钟;再用两手拇指由脐中部向两侧方分推 5 遍。每次治疗时间 30 分钟,每日 1 次,10 次为 1 疗程。

　　方九

　　取丰隆、承山、支沟穴。

　　【主治】　顽固性便秘。

　　【方法】　患者坐位,术者用体积分数为 70% 的酒精棉球常规消毒后,用 2 寸毫针直刺上述各穴,患者感到针感即可,留针 20 分钟,每日 1 次,连治 10 次。

　　十七、胸　痛

　　胸痛多因胸阳不足,气机不畅;或忧思恼怒,心肝气郁,久则气滞血瘀;或风寒湿热之邪内阻,经络瘀阻等所致。

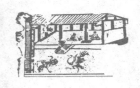

症见胸部阵阵隐痛,伴胸闷气短、心悸咳喘,或心痛如绞、胸部胀闷,或隐痛阵痛,或剧烈疼痛等。

方一

柴胡 10 克,桑白皮 9 克,当归 9 克,竹茹 6 克,茯苓 9 克,天冬 6 克,甘草 12 克,陈皮 9 克,马齿苋 15 克。

【主治】 胸痛。

【制法】 将上述药物煎水。

【用法】 每日 1 剂,分 3 次内服。

方二

白术 18 克,川芎 9 克,当归 6 克,麦冬 12 克,牛膝 6 克,知母 6 克,杜仲 3 克,芍药 12 克,五味子 6 克。

【主治】 胸部隐痛。

【制法】 将上述药物加水煎成汤剂。

【用法】 每日 1 剂,分 3 次内服。

方三

黄连 3 克,煅血余炭 9 克,附子 6 克,生白芍 9 克,黄芩 9 克。

【主治】 胸痛。

【制法】 将上述药物共研粉末。

【用法】 每日 2 次,每次 6 克,冲开水内服。

方四

丹参 15 克,桃仁 9 克,鸡血藤 15 克,赤芍 6 克,枳实 6 克。

【主治】 胸痛。

【制法】 将上述药物共研粉末,调蜂蜜适量。

【用法】 每日 3 次,每次 1 匙,冲开水内服。

方五

取丰隆、厥阴俞、心俞、内关、膻中穴。

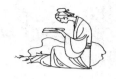

【主治】 心绞痛。

【方法】 患者仰卧,术者站于患者右侧,右手拇指点按膻中、内关、丰隆穴15分钟;再让患者俯卧,点按心俞、厥阴俞穴15分钟。每次不少于30分钟,每日1次。

方六

取大椎、膻中、肺俞、心俞穴。

【主治】 胸痛。

【方法】 术者用梅花针在上述穴位上弹刺,再用火罐拔吸出血,隔日1次。

十八、腹 痛

腹痛,多因寒气入里,脾阳受伤,气机受阻;或饮食积滞,损伤肠胃;或暑热入侵,热结肠中;或气滞血瘀,络伤血瘀;或素体阳虚,脾胃虚寒而致。

症见腹痛急暴,得热痛减;或脘腹胀满,疼痛拒按;或腹痛绵绵,时隐时现等。

方一

延胡索12克,姜黄6克,七叶一枝花18克,枳实6克。

【主治】 腹部痉挛性疼痛。

【制法】 将上述药物研粉末。

【用法】 每日3次,每次6克,冲白开水内服。

方二

延胡索6克,夏枯草15克,白屈菜9克,川芎6克。

【主治】 腹痛。

【制法】 将上述药物煎成汤剂。

【用法】 每日1剂,分3次内服。

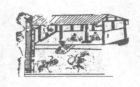

方三

香樟 12 克,丁香 6 克,白胡椒 15 克,鱼腥草 18 克。

【主治】 寒证腹痛。

【制法】 将上述药物共研粉末,调蜂蜜适量。

【用法】 每日 3 次,每次 1 匙,饭前服。

方四

川芎 6 克,延胡索 6 克,当归 12 克,赤芍 12 克,乳香 6 克,没药 6 克,五灵脂 9 克,小茴香 6 克,枳实 6 克。

【主治】 血瘀阻滞腹痛。

【制法】 将上述药物煎成汤剂。

【用法】 每日 1 剂,分 3 次内服。

方五

柴胡 9 克,郁金 6 克,枳实 6 克,延胡索 15 克,黄芩 15 克,黄连 9 克,甘草 3 克。

【主治】 腹痛。

【制法】 将上述药物加水煎成汤剂。

【用法】 每日 1 剂,分 3 次内服。

方六

取足三里、内庭、天枢、关元、气海、大椎穴。

【主治】 腹痛。

【方法】 术者用三棱针点刺足三里、内庭穴出血,再用梅花针点刺天枢、关元、气海、大椎穴,火罐拔吸 20 分钟,每日 1 次。

方七

取足三里、脾俞、腰背部。

【主治】 腹痛。

【方法】 患者取坐位,术者用拇指按足三里、脾俞穴 5 分

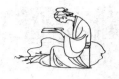

钟,再来回按摩七八胸椎棘突 3 分钟,力度以患者能忍受为限,然后患者取仰卧位,术者站于患者右侧,用右手掌根部揉按足三里 5 分钟。每日 1 次,每次按摩不少于 30 分钟。

方八

取关元、神阙、足三里、中脘。

【主治】 腹痛。

【方法】 将上述穴位,分别隔姜灸 10 分钟,每日 1 次。

十九、腰　痛

多因寒湿之邪侵袭腰肾,经络气血壅塞;或突然扭挫损伤腰部,使患处气滞血瘀;或肝肾亏虚,肾髓不足,气血失调,长期劳损所致。

症见腰部冷痛重着,转侧不利,或腰部麻木压痛,屈伸痛增,或腰痛如刺,痛有定处等。

方一

大血藤 150 克,牛膝 90 克,桂枝 90 克,当归 60 克,枫荷梨 300 克,钩藤根 300 克,川芎 60 克。

【主治】 寒湿腰痛。

【制法】 将上述药物共研粉末。

【用法】 每日 3 次,每次 10 克,调红酒服。

方二

鸡骨香 20 克,了哥王根皮 9 克,两面针 15 克,牛膝 12 克,当归 9 克,白酒 2000 毫升。

【主治】 风湿腰痛。

【制法】 将上述药物浸泡 15 天。

【用法】 每日 2 次,外搽患处。

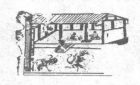

方 三

当归 12 克,生地黄 25 克,土牛膝 60 克,猪肉 15 克,大枣 12 枚,枸杞 9 克,冰糖 25 克。

【主治】 肾虚腰痛。

【制法】 将上述药物加水煎成汤剂。

【用法】 每日 1 剂,分 3 次内服。

方 四

知母 9 克,九香虫 6 克,苍术 9 克,陈皮 6 克,大黄 3 克,防己 6 克。

【主治】 湿热腰痛。

【制法】 将上述药物研成粉末,调蜂蜜适量。

【用法】 每日 3 次,每次 1 匙,饭前服。

方 五

乌头 9 克,生薏苡仁 9 克,乳香 9 克,没药 9 克,丹参 15 克,木瓜 12 克,当归 12 克,丝瓜络 20 克。

【主治】 寒湿腰痛。

【制法】 将上述药物加水煎成汤剂。

【用法】 每日 1 剂,分 3 次内服。

方 六

取委中、肾俞、承山、长强穴。

【主治】 腰痛。

【方法】 患者取坐位,术者用毫针在上述穴位上快速进针,顺时针捻转,有针感为度,留针 15 分钟,隔日 1 次,7 天为 1 疗程。

方 七

取昆仑、委中、承山穴。

【主治】 腰痛。

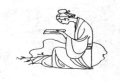

【方法】 术者用梅花针点刺上述穴位,再用火罐拔吸出血,留罐 15 分钟,隔日 1 次。

方八

取委中、昆仑、肾俞、阿是穴。

【主治】 腰痛。

【方法】 患者俯卧位,术者站于患者左侧,用右手掌根部放于腰部阿是穴上,左手叠于右手背上,令患者深呼气时,术者两手用力向下揉按,深吸气时,双手随之抬起,反复施术 15 分钟;然后再点按委中、昆仑、肾俞穴 15 分钟。每日 1 次,每次不少于 30 分钟。

二十、遗 精

遗精,多因心肾不交,劳神太过;或素体衰弱,相火偏盛;或忧思恼怒,肝气郁结;或脾胃受损,酒食酿生湿热等所致。症见梦遗、阳事易举;或遗精频作、滑精、头昏、眩晕;或遗精腰酸、情志不舒、胸闷胁痛等。

方一

菟丝子 18 克,沙苑子 15 克,枸杞子 12 克,骨碎补 9 克,炒杜仲 9 克,夜交藤 12 克。

【主治】 肾虚遗精。

【制法】 将上述药物加水煎成汤剂。

【用法】 每日 1 剂,分 3 次内服。

方二

牡蛎 24 克,枸杞子 15 克,芡实 15 克,骨碎补 12 克,韭菜子 9 克。

【主治】 肾虚遗精。

【制法】 先将牡蛎加水煎开 15 分钟后,再放入其他药物煎

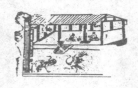

成汤剂。

　　【用法】 每日 1 剂,分早晚两次服。

　　方三

　　牛膝 12 克,何首乌 18 克,金樱子 24 克,芡实 24 克,菟丝子 18 克,骨碎补 18 克,枸杞子 12 克,女贞子 12 克,虎杖 9 克。

　　【主治】 遗精。

　　【制法】 将上述药物共研粉末。

　　【用法】 每日 3 次,每次 6 克,冲白开水内服。

　　方四

　　党参 25 克,当归 30 克,桑螵蛸 25 克,远志 30 克,菖蒲 25 克,夜交藤 35 克,龟板 30 克,女贞子 25 克,刺五加 25 克。

　　【主治】 气血两虚遗精。

　　【制法】 将上述药物共研粉末。

　　【用法】 每日 3 次,每次 9 克,冲蜂蜜服。

　　方五

　　芍药 15 克,生龙骨 35 克,生牡蛎 35 克,合欢皮 25 克,刺蒺藜 25 克,大枣 6 枚,生姜 3 片,夜交藤 30 克,甘草 6 克。

　　【主治】 梦中遗精。

　　【制法】 将上述药物加水煎成汤剂。

　　【用法】 每日 1 剂,分 3 次内服。

　　方六

　　枸杞子 45 克,女贞子 40 克,生地黄 45 克,白芍 40 克,麦冬 45 克,党参 45 克,当归 35 克,橘皮 30 克,牡丹皮 25 克,龟板 45 克,莲子肉 20 克,益母草 60 克。

　　【主治】 肾虚腰痛。

　　【制法】 将上述药物共研粉末。

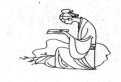

【用法】 每日 3 次,每次 10 克,冲开水服。

方七

鸡内金 35 克,砂仁 30 克,芍药 25 克,五味子 35 克,茯苓 30 克,山楂 25 克。

【主治】 脾肾两虚遗精。

【制法】 将上述药物共研粉末。

【用法】 每日 3 次,每次 10 克,冲蜜蜂内服。

方八

取命门、中极、三阴交、肾俞、阴陵泉穴。

【主治】 遗精。

【方法】 术者用三棱针点刺肾俞、命门、三阴交、阴陵泉穴出血,再用火罐拔吸上述各穴 15 分钟,隔日 1 次。

二十一、失　眠

失眠多因心脾血虚,阴血暗耗,心神不安,夜寐不宁;或阴虚火旺,神志不宁;或心虚胆怯,情绪紧张,善惊易恐;或饮食不节,脾胃不和而久卧不安;或痰热扰心,心神不宁等所致。

症见多梦易醒,甚至彻夜难眠;或失眠多梦,易惊不安;或头痛耳鸣,五心烦热,心悸健忘等。

方一

夜交藤 25 克,五味子 12 克,山药 15 克,柏子仁 9 克。

【主治】 失眠。

【制法】 将上述药物加水煎成汤剂。

【用法】 每日 1 剂,睡前 1 次服。

方二

丹参 800 克,女贞子 600 克,五味子 600 克,白酒 2000 毫升。

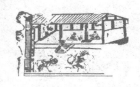

【主治】 神经衰弱失眠。

【制法】 将上述药物浸泡 14 天。

【用法】 每日 3 次,每次 5 毫升,内服。

　　方三

鲜瓜子金 120 克,茉莉根 3 克,何首乌 18 克,枸杞子 15 克。

【主治】 肾虚失眠。

【制法】 将上述药物加水煎成汤剂。

【用法】 每日 1 剂,睡前半小时服。

　　方四

远志 25 克,蛇床子 9 克,肉苁蓉 60 克,夜交藤 90 克,人参 60 克,熟地黄 60 克,菟丝子 25 克,茯苓 60 克。

【主治】 失眠健忘。

【制法】 将上述药物研成粉末,分成 15 包。

【用法】 每日 1 包,分 3 次,冲开水内服。

　　方五

熟地黄 25 克,枳实 8 克,山药 12 克,麦冬 25 克,黄连 3 克,肉桂 9 克,夜交藤 30 克。

【主治】 经常性失眠。

【制法】 将上述药物煎成汤剂。

【用法】 每日 1 剂,分 3 次内服。

　　方六

当归 12 克,芝麻 6 克,枸杞子 12 克,夜交藤 25 克,蜂蜜 300 克。

【主治】 失眠。

【制法】 将上述药物研成粉末,调匀。

【用法】 每日 3 次,每次 1 匙,冲开水内服。

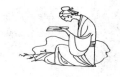

方七

合欢皮 12 克,柏子仁 9 克,白芍 9 克,龙齿 9 克,远志 12 克。

【**主治**】 失眠。

【**制法**】 将上述药物加水煎成汤剂。

【**用法**】 每日 1 剂,分 3 次内服。

方八

取百会、三阴交、心俞、肝俞、肾俞、脾俞、失眠穴。

【**主治**】 失眠。

【**方法**】 患者取坐位,术者站于患者右侧,点按百会、三阴交、失眠穴 15 分钟,然后站于患者左侧,揉按心俞、肝俞、肾俞、脾俞穴 20 分钟。每日 1 次,每次不少于 30 分钟。

方九

取膻中、太冲、三阴交、心俞、肝俞、大椎穴。

【**主治**】 失眠。

【**方法**】 术者用三棱针点刺膻中、太冲、三阴交穴出血,然后用梅花针弹刺心俞、肝俞、大椎穴,再用火罐拔吸出血,留罐 15 分钟,隔日 1 次。

二十二、贫 血

多因先天不足,禀赋薄弱;或后天调理失控,精血素亏;或烦劳过度,纵欲妄为,精亏神耗,损及五脏,引起贫血;或外感六淫,耗伤正气;或脾胃虚弱,受纳失调等所致,临床常见为面色苍白、四肢疲乏无力、免疫功能下降、易伤风感冒等。

方一

熟地黄 15 克,当归 9 克,鸡血藤 12 克,阿胶(熔化)9 克。

【**主治**】 贫血。

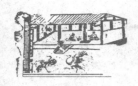

【制法】 将上述药物加水煎成汤剂。

【用法】 每日 1 剂, 分 3 次内服。

方二

鸡蛋 2 个, 红枣 12 个, 鸡血藤 120 克。

【主治】 再生障碍性贫血。

【制法】 将上述药物加水煎成汤剂。

【用法】 每日 1 剂, 分 2 次, 鸡蛋煮熟后与药汁同服。

方三

熟地黄 15 克, 党参 15 克, 当归 25 克, 生黄芪 60 克, 鸡血藤 60 克。

【主治】 贫血。

【制法】 将上述药物加水煎成汤剂。

【用法】 每日 1 剂, 分早晚内服。

【注意事项】 孕妇慎用。

方四

桂枝 40 克, 肉桂 45 克, 当归 25 克, 熟地黄 30 克, 甘草 20 克。

【主治】 贫血。

【制法】 将上述药物研成粉末, 分成 3 小包。

【用法】 每日 1 小包, 分 3 次冲开水内服。

方五

黄芪 30 克, 黄精 25 克, 党参 30 克, 阿胶 15 克, 赤芍 12 克, 炙甘草 9 克。

【主治】 一般性贫血。

【制法】 将上述药物煎成汤剂。

【用法】 每日 1 剂, 分 3 次内服。

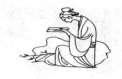

方六

牡蛎 20 克,栀子 12 克,金银花 120 克,苏子 12 克,当归 15 克,炒杜仲 15 克,赤芍 12 克,阿胶 12 克,熟地黄 40 克,鸡血藤 60 克。

【主治】 贫血。

【制法】 将上述药物研成粉末,调适量蜂蜜。

【用法】 每日 3 次,每次 1 匙,冲开水内服。

二十三、钩虫病

钩虫病是由于钩虫寄生在人体小肠所引起的疾病。当人体皮肤接触到感染性钩蚴污染的泥土时,钩蚴即钻入皮肤,引起发病。主要表现为不同程度的胃肠功能失调,气血虚衰的症状,如面色萎黄、好食易饥、倦怠乏力、面足浮肿等。治疗原则为轻症患者先驱虫,并配合健运脾胃,补益气血等法;重症患者,当先补后驱。

方一

马齿苋 200 克,大蒜 2 个,食醋 60 毫升。

【主治】 钩虫病。

【制法】 将马齿苋、大蒜两药加水煎成汤剂后,加入食醋即成。

【用法】 每日 1 剂,分 3 次内服。3 天为 1 疗程。

方二

硫酸镁 20 克,鲜土荆芥 500 克。

【主治】 钩虫病。

【制法】 将鲜土荆芥切碎,加水煎煮,收集水蒸气馏出液的上层金黄色液体。

【用法】 每日 3 次,每次服 1 毫升。次晨将硫酸镁 20 克冲

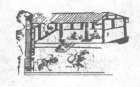

开水服。

方三

鲜百部 90 克，白糖 25 克。

【主治】 钩虫病。

【制法】 将鲜百部反复煎 3 次后的汤剂，加入白糖，再浓缩至 30 毫升。

【用法】 每日 1 次，每次服 15 毫升，连服 2 天，清晨空腹服。

方四

槟榔 18 克，苦楝皮 30 克，白糖 30 克。

【主治】 钩虫病。

【制法】 将槟榔、苦楝皮加水煎成汤剂，加入白糖，浓缩至 60 毫升。

【用法】 每日 1 剂，睡前 1 次服。连服 2 次。

方五

葫芦茶 250 克，花椒 9 克。

【主治】 钩虫病。

【制法】 将上述药物加水煎成汤剂。

【用法】 每日 1 剂，分早晚空腹服。

【注意事项】 10 天后进行大便检查。

二十四、水 肿

水肿的形成多因脏气不足，而致外邪内入，使水液停滞。主要表现为体内水液潴留，泛溢肌肤，引起头面、眼睑、四肢、腹部，甚至全身浮肿。因各脏病性不一，水肿所现部位、发生先后各有差异。如肺病多头面先肿，心病多下半身先肿，脾病四肢先肿，肝病胁痛而腹先肿，肾病多系早上面肿，晚上足肿。

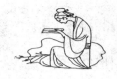

本病的治则为发汗、利小便。攻下逐水、健脾温肾和攻补兼施,同时注意病因治疗。

方一

板蓝根 15 克,桑白皮 6 克,羌活 6 克,茯苓 12 克,车前子 9 克,木通 12 克,猪苓 12 克,白术 12 克,石膏 18 克。

【主治】 风水泛溢水肿。

【制法】 将上述药物加水煎成汤剂。

【用法】 每日 1 剂,分 3 次内服。

方二

杏仁 6 克,麻黄 6 克,苍术 9 克,桂枝 6 克,泽泻 12 克,厚朴 9 克,茯苓 12 克,白术 12 克,萹蓄 9 克。

【主治】 水湿浸渍水肿。

【制法】 将上述药物加水煎成汤剂。

【用法】 每日 1 剂,分 2 次内服。

方三

大腹皮 6 克,茯苓皮 9 克,泽泻 12 克,木通 12 克,连翘 9 克,白茅根 12 克,枳实 6 克,厚朴 6 克,槟榔 6 克,商陆 9 克,赤小豆 12 克。

【主治】 湿热壅盛水肿。

【制法】 将上述药物加水煎成汤剂。

【用法】 每日 1 剂,分 3 次内服。

方四

猪苓 12 克,泽泻 9 克,黄芪 25 克,白术 12 克,木瓜 9 克,木香 9 克,萆草 12 克,生姜 6 片,大枣 6 枚,甘草 3 克,附子 6 克。

【主治】 脾虚水肿。

【制法】 将上述药物加水煎成汤剂。

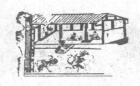

【用法】 每日 1 剂,分 3 次内服。

方五

煅牡蛎 15 克,肉桂 12 克,白术 12 克,丹参 18 克,白芍 9 克,黄连 6 克,五味子 9 克,茯苓 12 克,炮附子 9 克,生姜 6 片。

【主治】 肾虚水肿。

【制法】 将上述药物加水煎成汤剂。

【用法】 每日 1 剂,分 3 次内服。

方六

取足三里、肾俞、复溜、阴陵泉、内关、尺泽穴。

【主治】 水肿。

【方法】 术者用艾条灸足三里、肾俞穴,再用毫针刺复溜、阴陵泉、内关、尺泽穴。患者感到酸、麻、胀为宜,留针 20 分钟,隔日 1 次。

二十五、黄 疸

黄疸临床分为阳黄、阴黄两大类型。

1. 阳黄 发病较急,病程较短,色黄鲜明,身热腹胀,属热证、实证。治疗多用清热除湿,利疸退黄等法。

2. 阴黄 发病较慢,病程较长,色黄而晦暗,脘闷纳呆,腹胀便秘,或面青黯黑,腹部肿满,有痞块、腹水、青筋怒张等。治疗多用温化寒湿,活血化瘀等法。

方一

党参 12 克,附子 9 克,鸡血藤 12 克,黄芪 30 克,川芎 6 克,鸡屎藤 15 克,麦芽 12 克,鸡内金 6 克,苍术 9 克。

【主治】 脾虚血亏黄疸。

【制法】 将上述药物加水煎成汤剂。

【用法】 每日 1 剂,分 3 次内服。

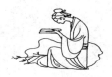

方二

茯苓9克,泽泻12克,苍术12克,厚朴6克,延胡索9克,附子9克,茵陈12克。

【**主治**】 黄疸。

【**制法**】 将上述药物加水煎成汤剂。

【**用法**】 每日1剂,分3次内服。

方三

延胡索15克,穿山甲18克,枳实12克,泽泻18克,当归15克,栀子20克,茵陈18克,鱼腥草30克。

【**主治**】 瘀血停积黄疸。

【**制法**】 将上述药物共研粉末。

【**用法**】 每日3次,每次9克,冲开水内服。

方四

金钱草25克,柴胡9克,大黄6克,半夏9克,枳实6克,厚朴6克,苍术12克,延胡索9克,郁金9克,黄连6克,生姜6片,大枣6枚。

【**主治**】 黄疸。

【**制法**】 将上述药物加水煎成汤剂。

【**用法**】 每日1剂,分3次内服。

方五

薏苡仁9克,茵陈9克,泽泻12克,白术12克,藿香15克,茯苓12克,苍术12克,陈皮9克,枳实6克,大黄3克,山楂12克。

【**主治**】 黄疸。

【**制法**】 将上述药物加水煎成汤剂。

【**用法**】 每日1剂,分3次内服。

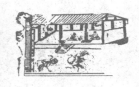

方六

取阴陵泉、阳陵泉、中封、胆俞、足三里、至阳、脾俞、章门。

【主治】 黄疸。

【方法】 术者用毫针刺阴陵泉、阳陵泉、中封、胆俞、足三里、至阳穴，有针感为度，留针 15 分钟，再灸脾俞、章门穴，隔日 1 次。

方七

取太冲、行间、胆俞、大椎、肝俞穴。

【主治】 黄疸。

【方法】 术者用三棱针点刺太冲、行间穴出血，再用梅花针弹刺胆俞、大椎、肝俞穴出血，然后用火罐拔吸 15 分钟，隔日 1 次。

二十六、痹 证

痹证是以皮肤、肌肉、关节等处酸麻、重着、疼痛，甚至关节红肿灼热、屈伸不利为主证的一种病证。从表现的症状，又分为行、痛、着、热四型。行痹特点是出现肢体关节游走性疼痛、屈伸不利。痛痹特点为患部疼痛较剧，痛有定处，得热痛减。着痹特点是关节疼痛，阴雨天加重，肌肤麻木等。热痹特点为发病较急，关节红肿疼痛，得冷痛减等。

方一

连翘 12 克，桑枝 30 克，防己 12 克，苦杏仁 12 克，姜黄 6 克，金银花藤 15 克，海桐皮 15 克，滑石 15 克，桂枝 6 克，羌活 9 克，独活 9 克，甘草 6 克。

【主治】 热痹。

【制法】 将上述药物煎水。

【用法】 每日 1 剂，分 3 次内服。

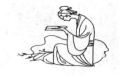

方二

黄芪 120 克,乌药 90 克,当归 90 克,麻黄 60 克,苍术 120 克,鸡血藤 250 克,白芍 120 克,薏苡仁 150 克,甘草 90 克。

【主治】 寒痹。

【制法】 将上述药物研成粉末,用蜂蜜调成糊状。

【用法】 每日 3 次,每次 1 匙,饭前服。

方三

茯苓 15 克,防己 30 克,麻黄 6 克,白芍 12 克,黄芪 12 克,制川乌 6 克,木瓜 15 克,甘草 6 克。

【主治】 寒痹。

【用法】 将上述药物煎成汤剂。

【制法】 每日 1 剂,分 3 次内服。

方四

黄芪 25 克,桂枝 6 克,防风 9 克,羌活 9 克,当归 9 克,茯苓 15 克,白芍 12 克,秦艽 15 克,丹参 9 克,甘草 6 克。

【主治】 风痹。

【制法】 将上述药物煎成汤剂。

【用法】 每日 1 剂,分 3 次内服。

方五

川乌 6 克,草乌 6 克,防风 15 克,大青叶 12 克,红花 6 克,金银花 15 克,乌梅 6 克,甘草 6 克,白酒 1000 毫升。

【主治】 痹证。

【制法】 将上述药物浸泡 21 天。

【用法】 每日 3 次,每次 5 毫升内服。

方六

黄芪 20 克,桂枝 9 克,川芎 6 克,独活 12 克,杜仲 6 克,当归

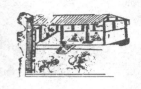

12 克,茯苓 12 克,续断 12 克,白芍 12 克,牛膝 12 克,人参 6 克,干地黄 15 克,生姜 15 克,细辛 3 克,大枣 6 枚,红花 6 克,大黄 3 克,姜黄 6 克。

【主治】 痹证。

【制法】 将上述药物煎水。

【用法】 每日 1 剂,分 3 次服。

方七

伸筋草 200 克,黑老虎 120 克,走马箭 120 克,朴硝 90 克。

【主治】 痹证。

【制法】 将上述药物研成粉末。

【用法】 每日 3 次,每次 6 克,冲糖开水内服。

方八

取大椎、阿是穴。

【主治】 痹证。

【用法】 术者用梅花针弹刺大椎、阿是穴出血,再用火罐拔吸 15 分钟。隔日 1 次。

【注意事项】 上肢患病,加曲池、合谷、阳溪穴,三棱针点刺出血。肩背患病加肩髃、肩井、人中穴,三棱针点刺出血。下肢患病,加承山、阴陵泉、厉兑、昆仑穴,三棱针点刺出血。腰股患病,加委中、八髎、腰俞、环跳穴,三棱针点刺出血。

方九

老鹳草 20 克,桑根 20 克,丝瓜络 20 克,柳树枝 20 克,小茴香 20 克,伸筋草 20 克。

【主治】 痹证。

【制法】 将上述药物煎熬后,倒入浴盆内。

【用法】 每日 1 次熏洗全身,以出汗为度,然后用白酒擦洗全身。

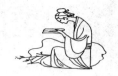

第二节 外 科

一、跌打损伤

多因遭受各种外力,使筋肉、骨骼、内脏损伤。这里主要介绍一般软组织损伤的治疗。

方一

黄芪 18 克,桂枝 12 克,姜黄 6 克,牛膝 12 克,川续断 9 克,乌药 9 克,乳香 6 克,没药 6 克,桃仁 12 克,红花 6 克,虎杖 12 克。

【主治】 急性跌打损伤。

【制法】 将上述药物加水煎成汤剂。

【用法】 每日 1 剂,分 3 次内服。

方二

桑寄生 120 克,牛膝 100 克,当归 90 克,川芎 120 克,红花 60 克,羌活 120 克,独活 120 克,乳香 60 克,没药 60 克,桃仁 120 克,鱼腥草 250 克。

【主治】 陈旧性损伤。

【制法】 将上述药物研成粉末。

【用法】 每日 3 次,每次 10 克,冲开水服。

方三

韭菜头、葱头等量。

【主治】 急性腰扭伤。

【制法】 将上述药物捣烂成糊状。

【用法】 隔日 1 次,外敷患处。

方四

炒土鳖虫 30 克,三七 25 克,鱼腥草 60 克,血竭 90 克,白及

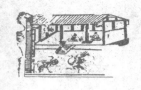

120 克,红花 18 克,大黄 12 克,枳实 15 克。

【主治】 关节扭伤。

【制法】 将上述药物研成粉末。

【用法】 每日 3 次,每次 9 克,冲开水内服。

【禁忌】 孕妇忌服。

方五

桂枝 18 克,红花 18 克,丁香 15 克,乳香 15 克,没药 15 克,川芎 30 克,姜黄 18 克,虎杖 30 克,鸡血藤 40 克,鱼腥草 90 克,冰片 9 克,樟脑 12 克。

【主治】 跌打损伤。

【制法】 将上述药物研成粉末,调凡士林适量。

【用法】 每日 1 次,外敷患处。

方六

阿是穴。

【主治】 跌打损伤。

【方法】 术者用体积分数为 75% 的酒精棉球常规消毒,先用毫针,找准压痛点,将针快速刺入,患者得气后即留针 15 分钟,隔日 1 次。

【注意事项】 伤在肩部加肩髃、大椎、合谷穴;伤在腰部加委中、肾俞穴;伤在下肢加环跳、阳陵泉、昆仑穴。

方七

阿是穴。

【主治】 跌打损伤。

【方法】 术者用梅花针弹刺阿是穴出血,再用火罐拔吸 15 分钟,隔日 1 次。

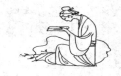

方八

取患部。

【主治】 跌打损伤。

【方法】 术者根据患者损伤部位,采用不同姿势,点按患部压痛点 5 分钟,揉按 15 分钟,每日 1 次,每次不少于 30 分钟。

二、痔　疮

痔疮,多因饮食不节,过食辛辣之品;或生活习惯不良,久立久坐或便秘、妊娠等导致气血不调,瘀血毒气下注而成。临床上,常见有内痔、外痔两类。

1. 内痔　主要因风湿燥热等邪气相互侵袭而成。症见大便出血或排便困难等。

2. 外痔　主要表现在肛门部有异物感。常见于便秘时因排便用力太大,使痔核内静脉破裂而出现疼痛,以后肛门部遗留乳头状的皮肤突起。

单纯性外痔,一般不需特殊治疗,出现疼痛时,经热水坐浴,可缓解。内痔者,应培养每天排便的习惯,坐浴等。如有内痔翻出,可用手送回,或用 250g/L(25%)的硫酸镁湿敷,同时配合内服药物治疗;若无效,应考虑枯痔疗法或手术治疗。

方一

当归 15 克,白芍 15 克,桃仁 15 克,红花 6 克,地榆 12 克,槐花 12 克,大黄 6 克,甘草 9 克。

【主治】 痔疮。

【制法】 将上述药物加水煎成汤剂。

【用法】 每日 1 剂,分 3 次内服。

方二

槐花 12 克,侧柏叶 12 克,荆芥炭 6 克,枳实 6 克,赤芍 6 克,

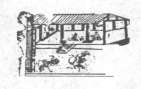
金银花 9 克,生地黄 12 克,地榆 9 克,黑栀子 9 克,甘草 3 克。

【主治】 内痔。

【制法】 将上述药物研成粉末,调蜂蜜适量。

【用法】 每日 3 次,每次 1 匙,饭前服。

方三

大血藤 15 克,阿胶 6 克,地榆炭 9 克,仙鹤草 15 克,黄芪 12克,甘草 3 克。

【主治】 痔疮。

【制法】 将上述药物加水煎成汤剂。

【用法】 每日 1 剂,分 3 次内服。

方四

菊花 12 克,五倍子 9 克,地骨皮 18 克,槐花 20 克,朴硝 15克,苏叶 9 克,葱头 7 个,韭菜根 25 克,鱼腥草 25 克,大黄 6 克。

【主治】 外痔。

【制法】 将上述药物加水煎煮。

【用法】 每日 1 剂,分 2 次熏洗肛门,待药水稍凉后,坐浴20 分钟。

方五

木槿花 12 克,当归 6 克,虎杖 9 克。

【主治】 痔疮出血。

【制法】 将上述药物加水煎成汤剂。

【用法】 每日 1 剂,分 3 次内服。

方六

羊蹄 30 克,金银花 20 克,仙鹤草 25 克。

【主治】 外痔。

【制法】 将上述药物煎水。

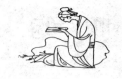

【用法】 每日 1 剂,分 2 次熏洗患部。

方七

凤尾草 30 克,盐肤木根 50 克,槐花 12 克,鸡血藤 15 克。

【主治】 痔疮。

【制法】 将上述药物加水煎成汤剂。

【用法】 每日 1 剂,分 3 次内服。

方八

取痔疮、同上穴。

【主治】 痔疮。

【方法】 术者用梅花针弹刺上述两穴,再用火罐拔吸出血,留罐 15 分钟。隔日 1 次,连治 7 天为 1 疗程。

三、疝 气

多因元阴不足,或脾肾阳气虚弱,或小儿先天不足,发育迟缓等所致。临床根据不同的病因分为:寒疝、水疝、狐疝、癫疝等,其常见症状有阴囊肿大,隐隐作痛,按压痛处,呈软性。

治疗除内服药物外,应考虑手术治疗。

方一

小茴香 45 克,雄羊角 1 个。

【主治】 疝气。

【制法】 将上述药物研成粉末。

【用法】 每日 3 次,每次 9 克,用黄酒送服。

方二

茄蒂 30 克,石菖蒲 20 克,马鞭草 50 克。

【主治】 疝气。

【制法】 将上述药物共研粉末。

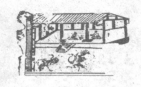

【用法】 每日 2 次,每次 10 克,用糖开水送服。

方三

向日葵花盘 1 个,紫荆皮 60 克,小茴香 40 克。

【主治】 疝气疼痛。

【制法】 将上述药物共研粉末,调蜂蜜适量。

【用法】 每日 3 次,每次 1 匙,饭前服。

方四

樟脑 12 克,大茴香 250 克,川楝子 60 克。

【主治】 疝气。

【制法】 将上述药物共研粉末,凡士林适量调成糊状。

【用法】 每日 1 剂,外贴肚脐。

方五

取关元、中极、冲门、提托穴。

【主治】 小儿疝气。

【方法】 术者用毫针针刺上述穴位,以平补平泻手法进行,6 岁以下小儿不留针,6 岁以上小儿得气后留针 30 分钟,隔日 1 次,10 次为 1 疗程。

方六

取关元、大敦、三阴交等穴。

【主治】 小儿疝气。

【方法】 将上述穴位,用艾条点燃,或隔姜片温灸,每次5 ~ 10 分钟,7 天 1 疗程。

四、鸡 眼

多因长期硬物挤压,瘀血、寒湿之毒结聚而成。患鸡眼者,症见手、足掌处,生长硬结,拿东西、走路时压迫而痛,痛则钻心。

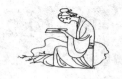

方一

生半夏 20 克,鸦胆子 50 克。

【主治】 鸡眼。

【制法】 将上述药物捣烂,调成糊状。

【用法】 先将患处放在温水中泡软,削去角化组织,敷上药物,用纱布包好,隔日 1 次。

方二

婆婆针线 9 克,红花 3 克,地骨皮 6 克。

【主治】 鸡眼。

【制法】 将上述药物焙干,共研细末,加香油适量,调成糊状,密封备用。

【用法】 先将鸡眼老皮割掉,然后把药膏敷于患处,用纱布包好,每日换药 1 次。

方三

乌桕树叶 500 克,凡士林 200 克。

【主治】 鸡眼。

【制法】 将上述药物煎成软膏,备用。

【用法】 先将患处用温水浸泡,使鸡眼软化,消毒后,用刀削除鸡眼厚皮,并用三棱针挑破患处,擦掉血迹,将药膏敷于患处,用纱布盖上,胶布贴固,每日换药 1 次。

方四

食盐 12 克,乌梅 60 克,虎杖 20 克,醋 30 毫升,温开水 100 毫升。

【主治】 鸡眼。

【制法】 先将食盐溶在温开水中,放入乌梅、虎杖浸泡 24 小时,然后取虎杖及乌梅肉加醋捣成糊状,备用。

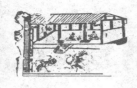

【用法】 患处用温开水浸泡,用刀刮去表面角质层,将药敷于患处,每日换药 1 次,连治 3 次。

方五

取患处。

【主治】 鸡眼。

【方法】 先将患处用 25g/L(2.5%)的碘酊及体积分数为 75% 的酒精棉球消毒,术者取三棱针烧红迅速刺入鸡眼角质层由浅入深,逐渐进行烧灼,使其成为焦痂,留针 10 分钟,取针后搽 25g/L(2.5%)的碘酊及体积分数为 75% 的酒精消毒,用消毒纱布包扎,可减轻痛苦。

五、身 痒

在春季,因风热走窜皮毛经络,可引起全身瘙痒,其症状为身热汗多,全身瘙痒,或奇痒难忍,皮肤呈小红斑点,几天后,可能消失,严重者因身痒而影响睡眠。指甲抓伤后,可造成皮肤红肿,心烦意乱,甚至可引起疮毒。

治疗身痒,除内服清热解毒止痒药物外,常配用外洗药物治疗。

方一

路路通 9 克,刺蒺藜 9 克,牡丹皮 9 克,夏枯草 15 克,地肤子 12 克,生地黄 15 克,黄芩 12 克,金银花 12 克,乌梢蛇 15 克,枳实 6 克,生甘草 6 克。

【主治】 身痒。

【制法】 将上述药物加水煎成汤剂。

【用法】 每日 1 剂,分 3 次内服。

【禁忌】 禁服辛辣食物。

方二

鱼腥草 15 克,蒲公英 12 克,金银花 12 克,荆芥 12 克,紫草

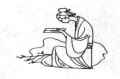

12克,赤芍9克,刺蒺藜12克,生地黄9克,蛇床子3克。

【主治】 身痒。

【制法】 将上述药物加水煎成汤剂。

【用法】 每日1剂,分3次内服。

方三

苦参90克,黄花蒿60克,地肤子30克,栀子20克。

【主治】 老年身痒。

【制法】 将上述药物加水煎成汤剂。

【用法】 每日1剂,分2次熏洗患处。

方四

刺蒺藜60克,苦参60克,白鲜皮30克,大风子30克,黄柏15克,大黄30克,杏仁18克,露蜂房18克,蛇床子40克,鱼腥草90克。

【主治】 顽固性身痒。

【制法】 将上述药物加水煎成汤剂。

【用法】 每日1剂,分2次熏洗患处。

方五

苦参30克,刺蒺藜35克,蛇床子15克,芒硝12克,鹤虱12克,百部12克。

【主治】 下身痒。

【制法】 将上述药物加水煎成汤剂。

【用法】 每日1剂,分2次熏洗患处。

【注意事项】 洗完后避风。

方六

猪苦胆1个,蛇床子30克,鱼腥草60克,夏枯草30克。

【主治】 小儿身痒。

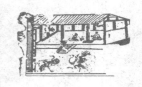
【制法】 将上述药物煎水。

【用法】 每日1剂,分2次外洗患处。

【禁忌】 防止药汁入眼内。

方七

苍耳子18克,葎草60克,百部15克,菊花30克,艾叶30克,川椒6克,白鲜皮15克,地肤子20克,蛇床子18克,秦皮9克,枯矾15克,薄荷3克,黄柏12克。

【主治】 重症身痒。

【制法】 将上述药物加水煎成汤剂。

【用法】 每日1剂,分2次熏洗患处,10天为1疗程。

方八

取手三里、足三里、梁丘、血海、大椎等穴。

【主治】 皮肤瘙痒。

【方法】 将上述穴位用艾条熏灸,每日两次,然后涂搽姜水在穴位上,反复灸,连续施术5日。

六、痱 子

多因夏季酷热,人体皮肤受暑热之毒侵袭所致,可见患部皮肤呈红斑、红点状,头颈、背部最为常见,奇痒难忍,严重者伴发烧,抓伤后流黄水。

痱子多发生于小儿或长期在高温场所工作的人。

方一

野菊花12克,葎草12克,鱼腥草15克,薄荷9克。

【主治】 痱子初期。

【制法】 将上述药物加水煎成汤剂。

【用法】 每日1剂,分3次内服。

方二

蒲公英 12 克,野菊花 9 克,佩兰 10 克,葎草 12 克,姜黄 6 克,绿豆 9 克。

【主治】 痱子前期。

【制法】 将上述药物加水煎成汤剂。

【用法】 每日 1 剂,分 3 次内服。

方三

鱼腥草 20 克,黄连 12 克,雄黄 9 克,冰片 9 克,醋 5 毫升。

【主治】 痱子。

【制法】 将上述药物加水煎成汤剂。

【用法】 每日 1 剂,分 2 次外洗患处。

方四

鲜苦瓜叶 1 把,冬瓜皮 200 克,青蒿 120 克,丝瓜叶 500 克。

【主治】 重症痱子。

【制法】 将上述药物加水煎成汤剂。

【用法】 每日 1 剂,分 2 次外洗患处。

方五

滑石粉 30 克,炉甘石粉 18 克,薄荷 9 克,刺蒺藜 9 克,冰片 3 克。

【主治】 痱子。

【制法】 将上述药物研成粉末。

【用法】 每天 2 次,外搽患处。

方六

黄柏 18 克,煅石膏 25 克,黄连 18 克,穿心莲 20 克,蛇床子 9 克,甘草 6 克。

【主治】 痱子。

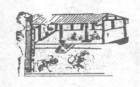
【制法】　将上述药物共研粉末。

【用法】　每日 3 次,外搽患处。

　　方七

西瓜皮 120 克,苦瓜 60 克,猪苦胆 1 个。

【主治】　痱子。

【制法】　将上述药物煎水。

【用法】　每日搽洗全身,最宜早晚使用。

七、疮　毒

　　多因夏季气候炎热干燥,感受暑毒,或脏腑蕴热,内郁湿邪,或火热之毒侵袭皮毛经络所致。临床表现为患处红肿疼痛、灼热发烫,严重者疮毒化脓,肿势扩大,伴有高烧等症状。

　　在临床上,疮毒因所发生的部位不一样,其病势的发展、危害也不一样。疮毒分为初期疮毒、化脓期疮毒、溃烂期疮毒三种。

　　方一

鲜七叶一枝花 30 克,鲜鱼腥草 30 克,鲜夏枯草 25 克。

【主治】　疮毒初期。

【制法】　将上述药物捣烂。

【用法】　每日 1 次,外敷患处。

　　方二

穿心莲 50 克,白花蛇舌草 50 克,一点红 50 克,两面针 50克,金银花 90 克,鱼腥草 120 克。

【主治】　疮毒早期。

【制法】　将上述药物研成粉末,用凡士林调成糊状。

【用法】　每日 1 次,外敷患处。

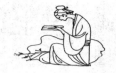

方三

鲜蒲公英 30 克,鲜马鞭草 60 克,鲜鱼腥草 60 克。

【**主治**】 疮毒早期。

【**制法**】 将上述药物加水煎成汤剂。

【**用法**】 每日 1 剂,分 3 次内服。

方四

四叶参 60 克,连翘 12 克,金银花 30 克,蒲公英 30 克,野菊花 45 克,紫花地丁 35 克,穿心莲 15 克。

【**主治**】 疮毒中期。

【**制法**】 将上述药物加水煎成汤剂。

【**用法**】 每日 1 剂,分 3 次内服。

方五

黄芩 12 克,黄柏 15 克,连翘 15 克,姜黄 6 克,蒲公英 25 克,金银花 20 克,鱼腥草 20 克,紫花地丁 18 克。

【**主治**】 化脓期疮毒。

【**制法**】 将上述药物加水煎成汤剂。

【**用法**】 每日 1 剂,分 3 次内服。

方六

泽兰叶 240 克,大黄 200 克,姜黄 200 克,黄柏 240 克,黄芩 240 克,黄连 90 克,穿心莲 200 克,冰片 12 克,樟脑 12 克。

【**主治**】 化脓期疮毒。

【**制法**】 将上述药物共研粉末,用凡士林调成糊状。

【**用法**】 每日 1 次,外敷患处。

方七

蒲公英 12 克,皂刺 12 克,黄芩 9 克,陈皮 6 克,金银花 20 克,连翘 20 克,姜黄 12 克,大黄 9 克,贝母 6 克。

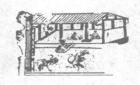

【主治】 溃烂期疮毒。

【制法】 将上述药物加水煎成汤剂。

【用法】 每日 1 剂,分 3 次内服。

方八

野菊花 60 克,鱼腥草 60 克,夏枯草 60 克,犁头草 45 克,橘叶 60 克,蓖麻子油 90 克。

【主治】 溃烂期疮毒。

【制法】 将上述药物共研粉末,用凡士林调拌。

【用法】 每日 1 次,外敷患处。

方九

黄连 15 克,金银花 18 克,水牛角 60 克,生甘草 6 克,野菊花 12 克,泽泻 9 克。

【主治】 溃烂期疮毒。

【制法】 将上述药物加水煎成汤剂。

【用法】 每日 1 剂,分早晚两次服。

方十

鲜野菊花 120 克,鲜鱼腥草 150 克,红糖 50 克。

【主治】 疮毒收口期。

【制法】 将上述药物捣烂、调匀。

【用法】 每日 1 次,外敷患处。

方十一

取天宗、中枢、大椎、灵台穴。

【主治】 疮毒。

【方法】 穴位处常规消毒,用火罐在上述穴位上拔吸 10 分钟后,再用梅花针弹刺出血,然后拔罐 10 分钟。

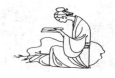

八、湿　疹

多因夏季风、湿、热侵袭肌肤,或过食腥发动风燥热之品,伤及脾胃,致使湿热火毒内蕴,进入肌肤而成。临床上分急、慢性两种,急性者多属湿热,慢性者多属血虚。

1. 急性湿疹　多表现为一个边缘不大清楚的红斑上,有密集的丘疹和小水泡,有时有脓疱,自觉瘙痒,由于搔抓等发生糜烂、渗液及结痂。皮疹好发于四肢屈侧。

2. 慢性湿疹　多由急性湿疹反复发作而成,皮疹表现为皮肤粗糙变厚,皮纹加深、增宽,呈皮革样,有脱屑、色素沉着或减退等。自觉剧痒,可因各种刺激或治疗不当等而引起急性发作。

方一

小杨梅 150 克,五加皮 90 克,小果倒地铃 180 克,葎草 180 克。

【主治】　湿疹。

【制法】　将上述药物加水煎成汤剂。

【用法】　每日 1 剂,外洗患处。

方二

白及 30 克,枯矾 15 克,轻粉 18 克,煅石膏 60 克,蛇床子 15 克,密陀僧 20 克。

【主治】　湿热湿疹。

【制法】　将上述药物共研细粉,用凡士林调成质量分数为 50% 的软膏。

【用法】　每日 3 ~ 4 次涂搽患处。

【禁忌】　温水或肥皂水洗涤。

方三

丝瓜叶 60 克,白鲜皮 90 克,鱼腥草 120 克。

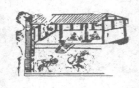

中国民间百病良方

【主治】 阴囊湿疹。

【制法】 将上述药物加水煎成汤剂。

【用法】 每日 1 剂,分 2 次外洗患处。

方四

厚朴 15 克,鱼腥草 25 克,陈皮 9 克,茯苓 15 克,泽泻 15 克,猪苓 9 克,茵陈 15 克,白鲜皮 25 克。

【主治】 急性湿疹。

【制法】 将上述药物加水煎成汤剂。

【用法】 每日 1 剂,分 3 次内服。

方五

黄柏 6 克,青黛 6 克,蛇床子 6 克,滑石 30 克,煅石膏 12 克。

【主治】 急性湿疹。

【制法】 将上述药物共研细末,用适量香油调成糊状。

【用法】 每日 3 次,外敷患处。

方六

鱼腥草 30 克,蝉蜕 6 克,苍术 9 克,白蒺藜 15 克,防风 9 克,地肤子 12 克,川芎 9 克,金银花 25 克。

【主治】 慢性湿疹。

【制法】 将上述药物加水煎成汤剂。

【用法】 每日 1 剂,分 3 次内服。

方七

穿心莲 12 克,黄连 9 克,枯矾 20 克,雄黄 9 克,煅石膏 20 克,冰片 3 克。

【主治】 慢性湿疹。

【制法】 将上述药物研成粉末,调成质量分数为 50% 的凡士林软膏。

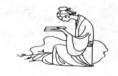

【用法】 每日 3～4 次,外搽患处。

方八

黄柏 12 克,薏苡仁 30 克,地肤子 9 克,白鲜皮 9 克,苦参 9 克,蒲公英 15 克,鱼腥草 25 克。

【主治】 湿疹。

【制法】 将上述药物加水煎成汤剂。

【用法】 每日 1 剂,分 3 次内服。

方九

取曲池、冲阳、三阴交、大椎、风门、肝俞穴。

【主治】 湿疹。

【方法】 穴位处常规消毒,用三棱针点刺曲池、冲阳、三阴交出血,然后用火罐拔吸大椎、风门、肝俞穴 15 分钟。

方十

紫背浮萍 120 克,苦楝叶 120 克,苦参 60 克,虎杖 60 克。

【主治】 湿疹。

【制法】 将上述药物煎煮成汤,放入少许米醋调匀。

【用法】 外洗全身,或早晚涂搽患部。

九、脚 气

多因久居潮湿之地,或长期冒雨涉水,或感受湿邪,侵入皮肉经脉,或过食肥甘,运化湿热,流往下肢,或肾虚血虚,湿热下注所致。临床上症见脚气恶臭,奇痒难忍,下肢疲乏无力,脚趾脱皮、流水、皲裂等。

方一

大蒜根 150 克,硕苞蔷根 60 克。

【主治】 脚气。

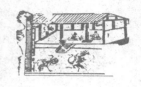

【制法】 将上述药物加水 500 毫升,煎至 200 毫升。

【用法】 每日 2 次,每次 100 毫升,7 天为 1 疗程,连服 2 个疗程。

方二

大蒜 2 个,辣椒 9 克,鲜辣蓼 120 克。

【主治】 脚气。

【制法】 将上述药物加水 300 毫升,煎 40 分钟过滤。

【用法】 每日 1 剂,分 2 次外洗患处,7 天为 1 疗程。

方三

熟石膏 12 克,明矾 15 克,炉甘石 9 克,赤石脂 15 克。

【主治】 脚气流脓水。

【制法】 将上述药物共研粉末。

【用法】 患者先将患处用明矾泡水外洗,拭干后搽上药粉,每日 2 次,3 天为 1 疗程。

方四

虎杖 15 克,苦参 15 克,明矾 12 克,蛇床子 18 克,刺蒺藜 15 克,苍耳子(捣烂)30 克,黄连 12 克。

【主治】 重症瘙痒脚气。

【制法】 将上述药物煎成水剂。

【用法】 每日 1 剂,在临睡前洗患处 30 分钟,连洗 7 次为 1 疗程。

方五

夏枯草 90 克,地肤子 40 克,大黄 30 克,蛇床子 25 克,桑叶 60 克。

【主治】 脚气起水泡。

【制法】 将上述药物煎成水剂。

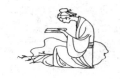

【用法】 先消毒患处,挑破水泡,后用药水洗患处 30 分钟,每天 1 剂,分 2 次外洗。

方六

穿心莲 12 克,黄连 15 克,苦参 30 克,荆芥 18 克,地骨皮 15 克,大风子仁 6 克,明矾 18 克,皂角 12 克。

【主治】 脚气。

【制法】 将上述药物加醋 2000 克浸泡 2 天,去渣取药液。

【用法】 患者先将脚用温水洗净,用棉花蘸上药液涂抹患处,每日 4 次,连涂 3 天。

方七

虎杖 15 克,丹参 18 克,地肤子 12 克,夏枯草 20 克,土荆芥 18 克,黄连 15 克,明矾 20 克。

【主治】 脚气。

【制法】 将上述药物共研粉末。

【用法】 每日 2 次,先将患处用醋搽洗,再撒上述药粉。

十、狐 臭

多因湿热内蕴,气血不和所致。临床上常见腋窝部发出一种特殊的臭味,并分泌一种特殊的黄褐色糊状汗液;此外,腋窝部的污垢、角质物、皮脂也能产生臭味。

此病多发生于青年男女,对该病除常洗澡勤换衣,保持清洁干燥外,还可根据下列方法治疗。

方一

木香 12 克,檀香 12 克,藿香 12 克,佩兰 12 克,香薷 15 克,炒苍术 15 克,白芷 15 克,草蔻 9 克。

【主治】 狐臭。

【制法】 将上述药物加水煎成汤剂。

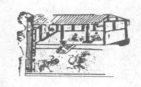

【用法】 每日 1 剂,分早晚 2 次内服。

方二

体积分数为 75% 的酒精 250 毫升,冰片 6 克。

【主治】 狐臭。

【制法】 将冰片置于上述体积分数为 75% 的酒精中,密封,让其自行溶解。

【用法】 先洗净患部,擦干,涂上药液,每日 3 次,10 天为 1 疗程。

方三

密陀僧 6 克,硫黄 12 克,地肤子 18 克,蛇床子 12 克,雄黄 12 克,冰片 9 克,虎杖 18 克,枳实 6 克。

【主治】 狐臭。

【制法】 将上述药物共研粉末。

【用法】 先将患处用醋洗净,搽上药粉,每日 2 次,7 天为 1 疗程。

方四

炒青木香根 30 克,大黄 15 克,丁香 15 克,密陀僧 15 克,枳实 12 克,冰片 3 克。

【主治】 狐臭。

【制法】 将上述药物共研粉末,用醋调成糊状。

【用法】 先将患部洗净,外敷上述软膏,并进行包扎,每日 1 次,7 天为 1 疗程。

方五

巴豆 20 克,冰片 6 克,蛇床子 12 克,丁香 25 克。

【主治】 狐臭。

【制法】 将上述药物共研粉末,用陈醋调成糊状。

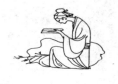

【用法】 每日 1 次,外敷患处,贴脐间包扎,7 天为 1 疗程。

十一、脱 肛

脱肛,是指肛管、直肠向外翻出,而脱垂于肛门外。多因中气不足、妇女多产,或久痢久泄、老人便秘、咳嗽等因素,导致气虚下陷,不能摄纳,形成肛门松弛,升举无力所致。其症状,见肛门有脱出物,颜色淡红,轻者便后可自行缩回,严重者脱出的肠壁不能自行回纳,需用手托回,有时脱出的黏膜发生水肿、溃疡、出血,甚至坏死。

治疗首先应消除诱发因素,如咳嗽等。内服药物常用补中益气、通经活络等法,并可酌情选用手术治疗。

方一

明矾 18 克,五倍子 20 克,石榴皮 25 克,虎杖 15 克,黄连 9 克。

【主治】 脱肛。

【制法】 将上述药物共研细末,放入锅内,加水适量煎成汤剂。

【用法】 每日 1 剂,分 2 次外洗患处。

方二

鲜鱼腥草 150 克,鲜桃树叶 120 克,鲜薄荷叶 180 克,鲜马齿苋 90 克。

【主治】 脱肛。

【制法】 将上述药物洗净,共捣烂如泥。

【用法】 每日 1 剂,分两次用纱布包好,于中午、晚上睡前敷于脐部,连敷 7 日为 1 疗程。

方三

鱼腥草 30 克,薏苡仁 150 个,南瓜蒂 3 个,枳实 6 克。

【主治】 中气不足脱肛。

【制法】 将上述药物加水煎成汤剂。

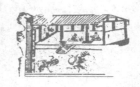

【用法】 每日 1 剂,分 3 次内服。

方四

嫩橘叶 9 片,七叶一枝花 20 克,面粉 30 克。

【主治】 气虚下陷脱肛。

【制法】 将上述药物共捣调成糊状。

【用法】 每日 1 剂,分 2 次外敷脐部。

方五

枳壳 60 克,夏枯草 90 克,鱼腥草 120 克,防风 30 克,五味子 30 克。

【主治】 气血不旺脱肛。

【制法】 将上述药物煎水。

【用法】 每日 1 剂,每晚睡前熏洗患部。

方六

取长强、大肠俞、百会、腰俞穴。

【主治】 脱肛。

【方法】 穴位处常规消毒,用银针针刺上述各穴,有针感为宜,留针 15 分钟,每日 1 次,连针 7 次为 1 疗程。

方七

取百会、丹田、龟尾穴。

【主治】 脱肛。

【方法】 患者仰卧,术者用拇指揉按丹田穴 10 分钟,然后,患者俯卧,术者用拇指揉按龟尾穴 10 分钟,推上七节 5 分钟,按揉百会 5 分钟,每天治疗 1 次,每次不少于 30 分钟,7 次为 1 疗程。

方八

取百会、会阳、大肠俞、肝俞穴。

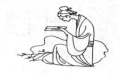

【主治】 脱肛。

【方法】 术者将艾条点燃后,在患者上述穴位上灸 15 分钟,每日 1 次,7 次为 1 疗程。

方九

取脾俞、大椎、气海俞、关元穴。

【主治】 脱肛。

【方法】 术者先用梅花针在上述穴位上弹刺,再用火罐拔吸出血,留罐 10 分钟,隔日 1 次,5 次为 1 疗程。

十二、落 枕

多因睡眠时风寒袭入经络或体位失宜,致使气血不和,筋脉拘急而致。

临床症见患者有局部受凉或睡眠时体位失宜史,颈项胀痛,活动受限,患部肌肉紧张,有明显压痛,头部旋转时疼痛加剧,伴有头痛、畏寒等。

方一

黄芪 25 克,白芍 6 克,黄柏 9 克,党参 25 克,升麻 6 克,炙甘草 6 克,防风 6 克。

【主治】 重症落枕。

【制法】 将上述药物加水煎成汤剂。

【用法】 每日 1 剂,分 3 次内服。

方二

乳香 12 克,没药 12 克,木瓜 15 克,鱼腥草 30 克,鸡血藤 20 克,枳实 6 克。

【主治】 重症落枕。

【制法】 将上述药物研成粉末,加开水调成糊状。

【用法】 每日 2 次,外敷患处。

第二章 常见病

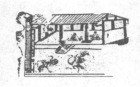

方三

取落枕、养老、合谷、手三里、悬钟、风池。

【主治】 落枕。

【方法】 术者点按上述各穴 5 分钟,然后揉按颈部两侧肌肉 10 分钟。

方四

取养老、落枕、悬钟、大椎穴。

【主治】 落枕久不愈。

【方法】 术者用银针针刺上述各穴,有针感为度。留针 10 分钟,隔日 1 次,5 次为 1 疗程。

方五

取大椎、阿是穴。

【主治】 落枕。

【方法】 患者取坐位,术者用梅花针弹刺上述穴位,再用火罐拔吸出血,留罐 10 分钟。每日 1 次,连治 2 次。

方六

取天宗、风府、列缺、落枕、合谷、风池穴。

【主治】 落枕。

【方法】 术者用制过的香艾条点燃后,在患者的上述穴位上灸 1 壮,每日 1 次,5 次为 1 疗程。

十三、冻　疮

在冬季,冻疮最为常见,多因严寒、低温霜冻,使人体经络、气血运行不畅,瘀滞而致。

表现为人体面部、手、足等外露部,出现红肿、起泡、坏死、溃烂等。临床上,冻疮初期呈苍白肿胀,边缘渐红,瘙痒或麻木;溃

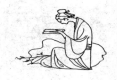

烂期,水泡破裂,出现糜烂、溃疡等症状。

方一

防风 500 克,艾叶 250 克,槲寄生 1000 克,茄秆 2500 克。

【主治】 冻疮初期。

【制法】 将上述药物煎水,浓缩成糊状。

【用法】 每日 3 次,外涂患处。

方二

冬瓜皮 150 克,桂枝 30 克,生地黄 25 克,川椒 30 克,地榆 25 克,红花 9 克,五倍子 25 克,食醋 20 毫升。

【主治】 冻疮初期。

【制法】 将上述药物煎水。

【用法】 每日 1 剂,分 2 次外洗患处。

方三

生萝卜 1 个,食醋少许。

【主治】 冻疮初期。

【制法】 将生萝卜洗净,切成大块,放入食醋中浸泡 5 分钟。

【用法】 每日多次,外搽患处。

方四

鲜山药 30 克,鲜萝卜 25 克。

【主治】 冻疮。

【制法】 将上述药物捣烂如泥。

【用法】 每日多次,外涂患处。

方五

生姜 5 片,花椒 15 克,杏仁 9 克,红花 9 克。

【主治】 冻疮。

【制法】 将上述药物煎水。

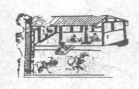

【用法】 每日 3 次,外洗患处。

方六

柿子皮粉 60 克,猪油 15 克,蜂蜜 60 克。

【主治】 冻疮。

【制法】 先将猪油加热熔化,然后加入蜂蜜、柿子皮粉调匀。

【用法】 每日 1 次,外涂患处。

方七

耳冻疮取听宫、耳门、翳风、听会穴;手冻疮取合谷、阳溪,外关穴;足冻疮取三阴交、足三里、悬钟穴。

【主治】 冻疮。

【方法】 术者根据患病的部位,取上述穴位针刺,一般用中度手法,留针 30 分钟,隔日 1 次。

十四、足转筋

在冬季,患者受寒邪侵袭,或素体肝肾亏虚,出现下肢小腿转筋,夜间更甚,或行走疲倦、下肢抽筋、疼痛难忍,或筋痛走窜,上行于腰部。

冬季足转筋,多因寒起,治疗上可用外热加温治疗,即用热祛逐寒邪。

方一

续断 12 克,独活 9 克,牛膝 12 克,丹参 30 克,红花 6 克,鸡血藤 15 克。

【主治】 足转筋。

【制法】 将上述药物煎水。

【用法】 每日 1 剂,分 3 次内服。

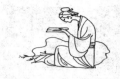

方二

黄芪 30 克,大黄 6 克,红花 9 克,鸡血藤 45 克,白芍 15 克,丝瓜络 60 克,牛膝 15 克,熟地黄 30 克,防风 25 克,姜黄 18 克,三七 15 克,当归 15 克。

【主治】 足转筋。

【制法】 将上述药物研成粉末。

【用法】 每日 3 次,每次 6 克,冲开水内服。

方三

川芎 25 克,防己 12 克,独活 15 克,穿山甲 12 克,红花 6 克,透骨草 25 克,乳香 6 克,没药 6 克,续断 15 克。

【主治】 足转筋。

【制法】 将上述药物研成粉末,调凡士林。

【用法】 每日 1 次,外敷患处。

方四

了哥王根皮 9 克,鸡骨香 20 克,两面针 15 克,牛膝 12 克,当归 9 克,防风 15 克,虎杖 20 克,海风藤 30 克,续断 18 克。

【主治】 足转筋。

【制法】 将上述药物放在 2000 毫升白酒中,浸泡 7 天。

【用法】 每日 3 次,外搽患处。

方五

大血藤 150 克,牛膝 90 克,桂枝 90 克,当归 60 克,枫荷犁 300 克,钩藤根 300 克,川芎 90 克,川断 120 克,独活 90 克。

【主治】 足转筋。

【制法】 将上述药物研成粉末。

【用法】 每日 3 次,每次 9 克,冲糖开水内服。

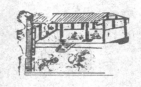

方六

取足三里、承山、阴陵泉、三阴交、涌泉、大椎穴。

【主治】 足转筋。

【方法】 术者用三棱针点刺足三里、承山、阴陵泉、三阴交穴出血;用梅花针弹刺大椎、涌泉穴,火罐拔吸 15 分钟出血,隔日 1 次。

方七

老姜 30 克,食盐 10 克,食醋 10 克,桑根 30 克,桂枝 30 克。

【主治】 足转筋。

【制法】 将上述药物混合捣烂,加入温开水中。

【用法】 每天早晚烫洗双足,或用热水拍打转筋部位。

第三节 儿 科

一、疳 积

多因喂养不当,或多种疾病影响,致使脾胃受损,积滞内停,阻滞肠胃所致。症见形体瘦弱、面黄神疲、困倦喜卧、肚腹膨胀、青筋暴露、好动、食欲减退、好吃零食等。

方一

鱼腥草 15 克,泥鳅串 12 克,鬼针草 15 克。

【主治】 小儿疳积。

【制法】 将上述药物加水煎成汤剂。

【用法】 每日 1 剂,分 4 次内服。

方二

陈皮 9 克,炒莱菔子 12 克,炒山楂 12 克,炒麦芽 12 克,炒鸡内金 12 克。

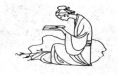

【主治】 疳积。

【制法】 将上述药物共研粉末,加入蜂蜜 500 克,装入广口瓶内。

【用法】 每日 3 次,每次 1 匙,饭前服。

方三

黄连 3 克,泽泻 6 克,莱菔子 6 克,陈皮 6 克,半夏 12 克,鸡内金 9 克,神曲 9 克,连翘 9 克,藿香 6 克。

【主治】 疳积。

【制法】 将上述药物共研粉末,分成 7 包。

【用法】 每日 1 包,分 3 次,冲开水内服。

方四

山药 120 克,茯苓 90 克,白术 90 克,鸡屎藤 120 克,鱼腥草 180 克,鸡内金 60 克,神曲 30 克,薏苡仁 60 克。

【主治】 食积。

【制法】 将上述药物共研粉末,调蜂蜜 150 克。

【用法】 每日 3 次,每次 1 匙,饭前服。

方五

火炭母 9 克,鸡内金 3 克,山楂 6 克,鸡屎藤 9 克,凤尾草 12 克,辣蓼 12 克,琥珀 1 克,朱砂 0.3 克。

【主治】 疳积。

【制法】 将上述药物加水煎成汤剂。

【用法】 每日 1 剂,分 3 次内服。

方六

生姜 15 克,生葱 18 克,茴香 9 克。

【主治】 寒湿型疳积。

【制法】 将上述药物捣烂,混合后炒至温热。

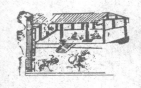

中国民间百病良方

【用法】 每日1剂,外敷脐部,连敷10次为1疗程。

方七

陈醋少许,鲜艾叶适量,白矾3克。

【主治】 虚寒型疳积。

【制法】 将上述药物共捣烂,调成糊状。

【用法】 每日1次,外敷涌泉穴固定。

方八

取上脘、胃俞、四缝、鱼际穴。

【主治】 疳积。

【方法】 术者先用火罐在上脘、胃俞穴上拔吸15分钟,梅花针弹刺出血,再用三棱针点刺四缝、鱼际穴出血。隔15日1次,重者2次,轻者1次。

方九

取尾骨端至大椎穴、肚脐。

【主治】 疳积。

【方法】 术者提拿捏揉小儿背部,从尾骨端逐渐往上,然后抚摩背脊。点按掌揉腹部肚脐,每日施术一次,一般在15分钟左右,捏脊2~5遍为度,按摩拿捏手法轻重,以小儿能忍受为度。

二、惊 风

小儿惊风是一种以抽搐伴神昏为特征的证候,发病变化迅速。临床分为急惊风、慢惊风两大类。

1. 急惊风 多因外感,暑热之毒,或疫疠内侵,或风热之邪由表入里等,其发病迅速,抽搐不断,神昏等。治以清热、豁痰、息风、镇惊为主。

2. 慢惊风 多因脾肾肝亏损,或大病之后体虚致邪等,其症见低热嗜睡、手足抽动等。治以温补脾肾、育阴潜阳为主。

方一

地龙 12 克,枳实 6 克,蜈蚣 15 克,全蝎 15 克。

【主治】 急惊风。

【制法】 将上述药物共研细末。

【用法】 每日 2 次,每次 1 克,冲糖开水内服。

方二

钩藤 9 克,黄连 12 克,五味子 6 克,姜黄 3 克。

【主治】 急惊风。

【制法】 将上述药物加水煎成汤剂。

【用法】 每日 1 剂,分 3 次内服。

方三

牡蛎 6 克,肉桂 1.5 克,干姜 3 克,鱼腥草 12 克,枳实 3 克,鸡屎藤 9 克。

【主治】 慢惊风。

【制法】 将上述药物加水煎成汤剂。

【用法】 每日 1 剂,分 3 次内服。

方四

栀子 25 克,杏仁 18 克,面粉 35 克,枳实 9 克,干姜 12 克,鸡蛋 1 个。

【主治】 惊风。

【制法】 将上述药物共研细末,调成糊状。

【用法】 每日 1 次,外敷肚脐、足心涌泉穴。

方五

胆南星 30 克,石菖蒲 20 克,代赭石 30 克,面粉 80 克,陈醋 100 克。

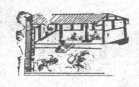

【主治】 惊风。

【制法】 将上述药物共研细末,调成糊状。

【用法】 每日 1 次,外敷肚脐、足心涌泉穴。

　　方六

取大椎、膻中、十宣、人中、印堂穴。

【主治】 急惊风。

【方法】 术者用梅花针弹刺大椎、膻中穴出血,火罐拔吸10 分钟,再用三棱针点刺十宣、人中、印堂出血,隔日 1 次。

　　方七

取百会、行间、足三里、大椎、肝俞穴。

【主治】 慢惊风。

【方法】 术者先用三棱针点刺百会、行间、足三里穴出血,然后用梅花针弹刺大椎、肝俞穴,再用火罐拔吸出血,留罐 10 分钟。

三、脐　风

　　多因新生儿断脐时感染污物,邪毒入侵而发生的危急疾病,因为邪毒侵入脐中而致抽搐风动,所以称脐风。

　　临床症见唇青口撮,牙关紧闭,不能进食,啼哭不出,颈项牵强,四肢抽搐,呼吸喘促等,若治疗不及时,可造成死亡。本病有条件时,应急送医院治疗,并可同时服用下列药物。

　　方一

夏枯草12 克,木通 6 克,枳实 3 克,金盆草 6 克,僵蚕 3 克,醋 30 毫升。

【主治】 脐风。

【制法】 将上述药物共研粉末,调成糊状。

【用法】 每日 3 次,涂搽脐部。

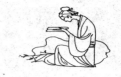

方二

蒲公英 12 克,杏仁 6 克,丁香 3 克,桑叶 6 克,穿心莲 3 克。

【主治】 脐风。

【制法】 将上述药物共研粉末,调蜂蜜适量。

【用法】 每日 2 次,外敷脐部。

方三

姜黄 6 克,葎草 12 克,五匹风 9 克,煅龙骨 9 克。

【主治】 脐风。

【制法】 将上述药物共研粉末,调凡士林适量。

【用法】 每日 1 次,外敷脐部。

方四

虎杖 9 克,路路通 12 克,金果榄 12 克,黄柏 6 克,黄连 6 克。

【主治】 脐风。

【制法】 将上述药物共研粉末,调凡士林适量成糊状。

【用法】 每日 1 次,外敷脐部。

方五

钩藤 12 克,姜黄 6 克,刺蒺藜 6 克,大黄 3 克,虎芽草 12 克,鱼腥草 18 克。

【主治】 脐风。

【制法】 将上述药物共研粉末,调凡士林成糊状。

【用法】 每日 1 次,外敷患处。

方六

取少商、百会、大椎、承山穴。

【主治】 脐风。

【方法】 术者用三棱针点刺少商、百会穴微出血,然后用梅花针弹刺大椎、承山穴,再用火罐拔吸,留罐 2 分钟。

第二章 常见病

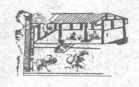

四、百日咳

本病多因春季时疫风邪侵袭肺卫,热痰交结,气道不畅,肺失宣肃而致。临床以阵发性、痉挛性咳嗽,咳后伴有鸡鸣样吼声及回鸣声,最后将乳食与痰涎一并吐出乃止为特征。初起伴有轻微感冒症状。

方一

麦冬 9 克,瓜蒌仁 9 克,生百部 12 克,陈皮 6 克,黄芩 6 克,杏仁 3 克,鱼腥草 25 克。

【主治】 肺热百日咳。

【制法】 将上述药物加水煎成汤剂。

【用法】 每日 1 剂,分 3 次内服。

方二

百部 15 克,蜂窝草 12 克,冰糖草 9 克,贝母 12 克,鹅不食草 6 克,鱼腥草 18 克,石膏 6 克。

【主治】 肺热百日咳。

【制法】 将上述药物加水煎成汤剂。

【用法】 每日 1 剂,分 3 次内服。

方三

苦杏仁 6 克,芦根 15 克,桃仁 6 克,百部 6 克,桔梗 3 克,冬瓜子 12 克,车前草 9 克,甘草 6 克。

【主治】 百日咳。

【制法】 将上述药物共研粉末。

【用法】 每日 3 次,每次 6 克内服。

方四

麻黄 3 克,苦杏仁 9 克,苏子 6 克,法半夏 6 克,海浮石 15

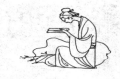

克,薏苡仁 9 克,川贝母 6 克,橘红 6 克,甘草 3 克。

【主治】 肺寒百日咳。

【制法】 将上述药物加水煎成汤剂。

【用法】 每日 1 剂,分 3 次内服。

方五

猪苦胆 1 个,蜂蜜 30 克。

【主治】 百日咳。

【制法】 取猪苦胆汁,加入蜂蜜蒸热,调成糊状。

【用法】 每日 3 次,1 岁以内的患儿分 7 天服完,2 岁以内的患儿分 5 天服完,3 岁以内的患儿 3 天服完,4 岁以内的患儿 2 天服完。

方六

茯苓 12 克,孩儿参 9 克,夏枯草 15 克,白术 9 克,炙甘草 3 克,五味子 3 克,生姜 3 克,大枣 3 枚,麦冬 9 克,姜黄 6 克。

【主治】 肺虚百日咳。

【制法】 将上述药物煎成汤剂。

【用法】 每日 1 剂,分 3 次内服。

方七

马兰 30 克,百部 6 克,土牛膝根 25 克,鹅不食草 30 克。

【主治】 百日咳。

【制法】 将上述药物煎成汤剂。

【用法】 每日 1 剂,分 3 次内服。

方八

百部 15 克,麻黄 3 克,大枣 6 枚,鱼腥草 15 克。

【主治】 百日咳。

【制法】 取凉水 500 毫升,煎至 300 毫升,加入蜂蜜 60 克,

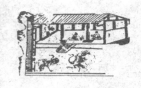

再煎至100毫升。

【用法】 每日1剂,分3次内服。

方九

取定喘、肺俞、中府穴。

【主治】 百日咳。

【方法】 术者用梅花针弹刺上述穴位,再用火罐拔吸15分钟。

方十

取定喘、天突、肺俞、尺泽穴。

【主治】 百日咳。

【方法】 先取2~3穴,术者用银针针刺,强刺激,有针感为度,不留针。

【注意事项】 肺俞、天突不宜深刺。

五、麻 疹

麻疹是由外感麻毒时邪所引起的呼吸道传染病。以发热、咳嗽、鼻塞、流涕、眼泪汪汪、口腔黏膜疹,疹子布满全身为特征。一般分初热、见形、疹没期3个阶段。

1. 初热期 表现为发热、咳嗽、流涕、目赤怕光、流泪咽痛等。

2. 见形期 表现为高热口渴,耳后出现大丘疹,渐及头面、胸、背、四肢、手足心。

3. 疹没期 表现为皮屑脱落,遗留棕色痕迹,热退,精神好转。

个别出现逆证,多因正虚邪盛,毒邪郁肺,肺气闭塞;或麻毒炽盛,熏蒸心包,引动肝风,热毒上攻等所致。症见高热咳剧、疹出不透,或呕吐、抽风、面白肢乏;或咽喉肿痛、吞咽不利、呼吸困难等,应急送医院救治。

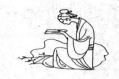

方一

何首乌 15 克,当归 9 克,玉竹 9 克,生地黄 15 克,白芍 9 克,丹参 8 克,炒荆芥 6 克,红枣 6 枚。

【主治】 麻疹。

【制法】 将上述药物煎水。

【用法】 每日 1 剂,分 3 次内服。

方二

地肤子 12 克,牡丹皮 9 克,连翘 9 克,鱼腥草 25 克,赤芍 9 克,蝉蜕 6 克,浮萍草 3 克。

【主治】 麻疹。

【制法】 将上述药物煎水。

【用法】 每日 1 剂,分 3 次内服。

方三

金银花 15 克,荆芥 8 克,连翘 12 克,牛蒡子 9 克,鱼腥草 15 克,升麻 3 克,葛根 12 克。

【主治】 麻疹初热期。

【制法】 将上述药物煎成汤剂。

【用法】 每日 1 剂,分 3 次内服。

方四

鱼腥草 20 克,金银花 9 克,大青叶 12 克,紫草 6 克,夏枯草 15 克,葛根 12 克,升麻 6 克。

【主治】 麻疹见形期。

【制法】 将上述药物煎成汤剂。

【用法】 每日 1 剂,分 3 次内服。

方五

苦杏仁 12 克,桔梗 6 克,金银花 15 克,鱼腥草 20 克,黄芩 6

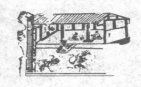

克,大青叶 9 克,芦根 15 克。

【**主治**】　麻疹。

【**制法**】　将上述药物煎成汤剂,加入蜂蜜 50 克。

【**用法**】　每日 1 剂,分 3 次内服。

　方六

板蓝根 15 克,紫草 12 克,红花 6 克,生石膏 20 克,黄连 6 克,苦杏仁 15 克,鱼腥草 25 克,升麻 6 克。

【**主治**】　热毒壅盛型麻疹。

【**制法**】　将上述药物研成粉末,调蜂蜜。

【**用法**】　每日 3 次,每次 1 匙内服。

　方七

沙参 12 克,麦冬 6 克,玉竹 6 克,甘蔗 60 克,大青叶 29 克,薄荷 6 克。

【**主治**】　麻疹。

【**制法**】　将上述药物研成粉末。

【**用法**】　每日 3 次,每次 6 克,冲开水内服。

　方八

明矾 30 克,牵牛子 20 克,鱼腥草 50 克。

【**主治**】　麻疹。

【**制法**】　将上述药物研成粉末,调凡士林适量。

【**用法**】　每日 1 次,外敷涌泉穴。

　方九

取定喘、列缺、少商、合谷、曲池、丰隆穴。

【**主治**】　重症麻疹。

【**方法**】　术者用三棱针针刺上述各穴,微出血,再用火罐拔吸定喘、曲池穴,隔日 1 次。

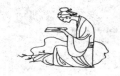

六、盗　汗

　　小儿盗汗多因表虚不固、营卫失调、气血虚弱、汗液外泄等所致。临床上分为自汗、盗汗两种。

　　1.　自汗　多因小儿脾虚胃弱，平素稍动身体则出汗。

　　2.　盗汗　多因小儿气血虚弱，肝肾亏损，常见睡眠中出汗。

　　方一

　　女贞子6克，五味子6克，夏枯草9克，龙骨6克。

　　【主治】　阴虚盗汗。

　　【制法】　将上述药物加水煎成汤剂。

　　【用法】　每日1剂，分4次内服。

　　【注意事项】　药量可随年龄增减。

　　方二

　　黄芪6克，浮小麦9克，谷芽9克，鸡血藤3克，夜交藤3克，白芍6克。

　　【主治】　气虚盗汗。

　　【制法】　将上述药物加水煎成汤剂。

　　【用法】　每日1剂，分4次内服。

　　方三

　　牡蛎6克，五味子6克，浮小麦9克，鱼腥草12克，鸡血藤9克，大枣3枚，炙甘草3克。

　　【主治】　阴虚盗汗。

　　【制法】　将上述药物加水煎成汤剂。

　　【用法】　每日1剂，分4次内服。

　　方四

　　枯矾60克，枳实20克，白芷20克，煅牡蛎30克，路路通30

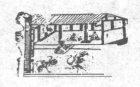
克,黄丹 30 克。

【主治】 盗汗。

【制法】 将上述药物共研粉末。

【用法】 每日 4 次,外涂患处。

方五

白术 9 克,虎杖 6 克,黄芪 9 克,防风 6 克。

【主治】 表虚盗汗。

【制法】 将上述药物加水煎成汤剂。

【用法】 每日 1 剂,分 4 次内服。

方六

取后溪、阴郄、大椎等穴。

【主治】 盗汗。

【方法】 将上述穴用艾条点燃后,每穴温灸 1～5 分钟,每日 1 次,7 天 1 疗程。

七、遗 尿

多因肾气不足、下元虚寒、闭藏失职,或脾肺气虚、膀胱失约,或肝经湿热、下注膀胱、火热内迫所致。临床上常见每晚数次遗尿、面色㿠白、四肢乏力,或性情急躁、夜间磨牙等。

方一

桑螵蛸 9 克,益智仁 6 克,鱼腥草 12 克,车前子 6 克。

【主治】 遗尿。

【制法】 将上述药物加水煎成汤剂。

【用法】 每日 1 剂,分 4 次内服。

方二

龙骨 30 克,菟丝子 30 克,五味子 15 克,肉桂 9 克,牡蛎 30

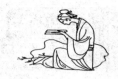

克,覆盆子 30 克,桑螵蛸 30 克。

【主治】 遗尿。

【制法】 将上述药物加水煎成汤剂。

【用法】 每日 4 次,每次 6 克,冲蜂蜜服。

方三

鸡内金 9 克,益智仁 12 克,麻黄 12 克,桑螵蛸 12 克,远志 3 克,石菖蒲 9 克。

【主治】 遗尿。

【制法】 将上述药物共研粉末,分成 10 小包。

【用法】 每日 1 小包,分 3 次冲开水服。

方四

益智仁 15 克,鸡内金 1 个,猪尿胞 1 个,远志 3 克,琥珀 6 克。

【主治】 遗尿。

【制法】 将上述药物焙干研成粉末。

【用法】 每日 3 次,每次 6 克,冲蜂蜜服。

方五

鸡内金 18 克,桑葚子 18 克,炒白术 12 克,白芍 12 克,山楂 20 克,茯苓 18 克,车前子 12 克,炙甘草 9 克。

【主治】 遗尿。

【制法】 将上述药物共研粉末,调蜂蜜成糊状。

【用法】 每日 3 次,每次 1 匙,饭前服。

方六

丁香 3 克,肉桂 3 克,覆盆子 6 克,白术 6 克,补骨脂 6 克,硫黄粉 6 克,炙甘草 3 克。

【主治】 遗尿。

【制法】 将上述药物共研粉末,调凡士林成糊状。

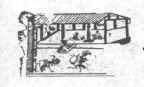

【用法】 隔日 1 次,外敷脐部。

方七

取中极、气海、三阴交、百会、阴陵泉、膀胱俞穴。

【主治】 遗尿。

【方法】 术者用梅花针弹刺中极、阴陵泉、三阴交、膀胱俞穴,然后用火罐拔吸出血,留针 3 分钟,再用三棱针点刺气海、百会出血,隔日 1 次。

方八

取关元、足三里、涌泉、八髎穴。

【主治】 遗尿。

【方法】 将上述穴用隔姜灸之法,每日温灸两次,每次 15 分钟左右,7 天为 1 疗程。

八、蛔虫病

本病是小儿常见的寄生虫病,发病率以小儿和农村最高。脐周疼痛,时作时止,大便下虫,粪便镜检有虫卵是主要证候特征。虫少者证轻,虫多者劫取营养,损伤肠胃,影响健康,并发症严重者可危及生命,如蛔虫钻胆、蛔虫性肠梗阻等。

方一

花椒 1 颗,土荆芥 3 克。

【主治】 蛔虫病。

【制法】 将上述药物研成粉末。

【用法】 每日 1 剂,晨空腹服,连服 2 天。

方二

鲜美舌藻 60 克,生大蒜 1 个。

【主治】 蛔虫病。

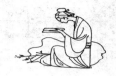

【制法】 将上述药物加水煎成汤剂。

【用法】 每日 1 剂,晨空腹服。

方三

乌梅 9 克,醋 2 匙。

【主治】 蛔虫病。

【制法】 将上述药物加水煎成汤剂。

【用法】 每日 1 剂,晚 1 次服,连服 3 次。

方四

槟榔 30 克,苦楝皮 20 克,大蒜 2 个,枳实 6 克,芒硝 15 克,使君子 9 克。

【主治】 蛔虫病。

【制法】 每日 1 剂,分早晚服。

【用法】 将上述药物加水煎成汤剂。

方五

花椒 6 克,杏干 20 克,石榴皮 20 克,生地黄 12 克。

【主治】 蛔虫病。

【制法】 将上述药物加水煎成汤剂。

【用法】 每日 1 剂,分早晚服。

方六

取大横、足三里、合谷。

【主治】 蛔虫病。

【方法】 术者用毫针针刺上述穴位,患者感到酸、麻、胀感后即停针,留针 15 分钟,每日 1 次,连续 3 天。

九、蛲虫病

多因误食污染有蛲虫卵的不洁之品而感染。症见肛痒夜

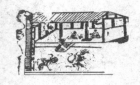

甚,痒时肛门周围可见小白虫爬动。烦躁,睡眠不安,搔抓后可破溃感染。

蛲虫可通过不洁衣物经消化道传染,或反复感染,故应注意患者衣裤消毒,饮食卫生。

方一

乌梅9克,苦楝皮60克,百部150克。

【主治】 蛲虫病。

【制法】 将上述药物加水1000毫升,煎至400毫升。

【用法】 每晚睡前用40毫升,保留灌肠。

方二

萹蓄25克,石榴皮6克。

【主治】 蛲虫病。

【制法】 将上述药物煎水。

【用法】 每日1剂,分早晚内服。连服3剂。

方三

白头翁25克,槟榔6克,花椒3克。

【主治】 蛲虫病。

【制法】 将上述药物煎水。

【用法】 每日1剂,分早晚服,连服3剂。

方四

大蒜4个,煤油少许。

【主治】 蛲虫病。

【制法】 将大蒜捣碎,挤汁,放入2滴煤油,和匀。

【用法】 每日1次,每晚睡前将汁涂于肛门处,5次为1疗程。

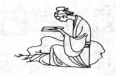

方五

五倍子 15 克,大蒜 1 个,石榴皮 25 克,花椒 9 克。

【主治】 蛲虫病。

【制法】 将上述药物加水煎成汤剂。

【用法】 每日 1 剂,分早晚外洗肛门。

方六

生南瓜子 120 克。

【主治】 蛲虫病。

【用法】 每日数次服用,连服 7 日,一次 30 克左右。

十、夜 啼

夜啼是指小儿不因其他疾病或护理不周而引起的啼哭,而是白天如常,入夜则啼哭不安,或每夜定时啼哭的一种病患。如因不良习惯养成的习惯性夜啼,则非病态;如因饥饿、口渴,或护理不周,以及其他疾病所引起者,应针对病因处置。

方一

鸡屎藤 25 克,夏枯草 30 克,五倍子 30 克,龙骨 15 克。

【主治】 夜啼。

【制法】 将五倍子烧存性,和其他药一起研成粉末,用凡士林调匀,制成糊状。

【用法】 每日 2 次,外敷脐部,6 次为 1 疗程。

方二

远志 9 克,牛蒡子 3 克,龙骨 6 克,五味子 3 克,钩藤 12 克。

【主治】 夜啼。

【制法】 将上述药物共研粉末。

【用法】 将粉末掺于脐中,然后用一膏药贴于药上,每日换

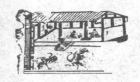

药 2 次,连贴 5 日。

方三

栀子 9 克,吴茱萸 6 克,面粉 15 克。

【主治】 心热夜啼。

【制法】 将上述药物共研粉末,用红酒调成糊状。

【用法】 每日 2 次,外敷涌泉穴,连敷 3 天。

方四

取印堂、神门穴。

【主治】 夜啼。

【方法】 术者用大拇指揉按上述穴位 15 分钟,同时,往上推印堂穴 11 遍。每日 2 次,每次不少于 20 分钟。

十一、脐 疮

多因患儿先有脐湿,使脐肿破损,再感毒邪所致。

临床症见脐部红肿,重者红肿向脐部周围蔓延,糜烂,脓水外溢,兼有发热、口干、唇红、烦躁、瘙痒等。治疗应及时,轻症可用下列方法治疗,重症应送医院救治。

方一

生姜 3 小块,大蒜 1 小颗,慈竹叶 1 小把,醋少许。

【主治】 脐部肿痛。

【制法】 将上述药物共捣如泥。

【用法】 每日 3 次,用布包好,外敷患处。连敷 5 日为 1 疗程。

方二

鲜鱼腥草 150 克,鲜车前草 120 克,鲜野菊花 90 克,鲜蒲公英 120 克。

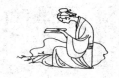

【主治】 脐肿。

【制法】 将上述药物共捣烂。

【用法】 每日 2 次外敷患处,连敷 3 天为 1 疗程。

　　方 三

炉甘石粉 3 克,滑石 6 克,冰片 1 克,炒车前子 3 克。

【主治】 烂脐。

【制法】 将上述药物共研粉末。

【用法】 每日 3 次,撒敷于患处,连敷 5 次为 1 疗程。

　　方 四

枯矾 9 克,焙五倍子 3 克,赤石脂 9 克,大黄 6 克。

【主治】 脐疮。

【制法】 将上述药物共研粉末。

【用法】 每日 3 次,外撒于患处,3 次为 1 疗程。

　　方 五

葱白 2 根,大蒜 1 个,花椒 10 颗,荆芥 15 克。

【主治】 脐中流黄水。

【制法】 将上述药物煎水。

【用法】 每日 2 次,外洗患处,以愈为度。

第四节　妇　科

一、月经不调

　　多因冲任不固,或情志抑郁,或气血不能统摄,或肝气逆乱,疏泄失常,或房劳多孕,损伤冲任等。临床上常见月经前期、月经后期、月经过多、月经过少、月经无定期等类型,各种不同的类型,其临床症状各不一样,治疗方法也略有区别。

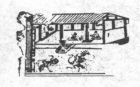

方一

山楂根 18 克,红花 6 克,桃仁 12 克,鸡内金 12 克。

【主治】 血瘀月经不调。

【制法】 将上述药物共研粉末。

【用法】 每日 3 次,每次 6 克,冲开水内服。

方二

月月红 12 克,鸡血藤 9 克,益母草 30 克,车前子 6 克。

【主治】 月经不调。

【制法】 将上述药物加水煎成汤剂。

【用法】 每日 1 剂,晚睡前 1 次内服。

方三

刘寄奴 15 克,茜草 18 克,川芎 9 克,枳实 6 克,当归 9 克。

【主治】 月经不调。

【制法】 将上述药物加水煎成汤剂。

【用法】 每日 1 剂,分 3 次内服。

方四

益母草 16 克,虎杖 12 克,红花 6 克,月月红 12 克,鸡屎藤 9 克,鸡血藤 15 克,红枣 6 枚。

【主治】 月经不调。

【制法】 将上述药物加水煎成汤剂。

【用法】 每日 1 剂,分 3 次内服。

方五

香附 9 克,郁金 6 克,车前子 12 克,枸杞子 20 克,当归 6 克。

【主治】 月经不调。

【制法】 将上述药物加水煎成汤剂。

【用法】 每日 1 剂,分 3 次内服。

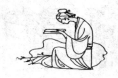

方六

何首乌 15 克,黄芩 12 克,川芎 6 克,桃仁 9 克,附子 9 克,山药 12 克。

【主治】 月经不调。

【制法】 将上述药物煎水。

【用法】 每日 1 剂,分 3 次内服。

方七

糯米 20 克,大米 60 克,红枣 12 枚,红糖 10 克,枸杞 12 克,黄豆 15 克,鸡内金 9 克。

【主治】 月经不调。

【制法】 将上述药物共煮熟。

【用法】 每日 1 剂,早晨 1 次吃。

方八

取三阴交、关元、足三里、脾俞、肝俞、肾俞、气海穴。

【主治】 月经不调。

【方法】 患者取仰卧位,术者站于患者右侧,用右手拇指点按气海、关元、足三里、三阴交穴 10 分钟。用右手掌根揉按腹部 15 分钟;尔后,患者俯卧位,术者站于患者左侧,用右手中、食两指点按脾俞、肝俞、肾俞穴 6 分钟,每日 1 次,每次不少于 30 分钟,7 次为 1 疗程。

方九

取气海、关元、水道、归来、三阴交、子宫、维胞穴。

【主治】 月经不调。

【方法】 术者用三棱针点刺水道、归来、子宫、维胞穴出血,后用梅花针弹刺气海、关元、三阴交穴,火罐拔吸出血,留罐 15 分钟,隔日 1 次,7 次为 1 疗程。

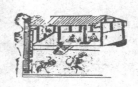
二、痛　经

多因气滞血瘀,郁怒伤肝,经血滞于胞中而痛;或寒湿凝滞,客于胞宫,运行不畅;或气血虚弱,肝肾亏虚,胞脉失养所致。临床上分为气滞血瘀、寒凝血瘀、肝肾亏损、气血虚弱等类型,其主要症状为,行经前或行经中小腹疼痛,面白神倦等。

方一

当归 12 克,附子 9 克,艾叶 6 克,山楂 12 克,生姜 3 片。

【主治】　寒湿痛经。

【制法】　将上述药物加水煎成汤剂。

【用法】　每日 1 剂,分 3 次内服。

方二

丹参 20 克,丝瓜络 15 克,当归 12 克,赤芍 9 克,乌药 9 克,香附 9 克,黄连 3 克,黄芩 3 克。

【主治】　血热瘀结痛经。

【制法】　将上述药物研成粉末,用蜂蜜调成糊状。

【用法】　每日 3 次,每次 1 匙,饭前服。

方三

延胡索 15 克,益母草 12 克,丹参 20 克,木香 9 克。

【主治】　气滞血瘀痛经。

【制法】　将上述药物共研粉末。

【用法】　每日 3 次,每次 6 克,冲开水内服。

方四

当归 12 克,红花 6 克,益母草 15 克,香附 9 克,川芎 9 克,党参 9 克,茯苓 9 克。

【主治】　气血两虚痛经。

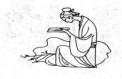

【制法】 将上述药物加水煎成汤剂。

【用法】 每日1剂,分3次内服。

方五

延胡索12克,红花9克,石菖蒲12克,香附9克,砂仁9克,枳实9克,鸡屎藤18克。

【主治】 痛经。

【制法】 将上述药物用酒炒热。

【用法】 每日2次,用布包熨患部,每次30分钟,3天为1疗程。

方六

取足三里、环跳、气海、三阴交、中脘、期门穴。

【主治】 痛经。

【方法】 术者用梅花针弹刺上述穴位,用火罐拔吸出血,留罐20分钟。隔日1次,7天为1疗程。

【注意事项】 治疗应在月经周期前1周开始。

方七

取足三里、肾俞、气海、关元、中脘穴。

【主治】 痛经。

【方法】 术者先点按上述各穴10分钟,取患者仰卧位,站于患者右侧,用右手掌根揉按其腹部5分钟,再用双手拇指分推腹部10次,每日1次,每次不少于30分钟。

三、产后腹痛

多因产时失血过多,冲任空虚,导致胞脉失养;或寒凝气郁,或情志不畅,肝气郁结所致。临床上主要分为血虚与血瘀两型。

1. *血虚型* 多因产前素体血虚,或产时耗血过多,导致胞脉空虚失养而腹痛。

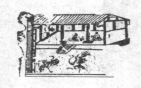

2. 血瘀型　多因产后体虚,风寒之邪乘虚入侵胞脉,或肝气郁结,气滞血瘀而腹痛。

　　方一

延胡索 9 克,红花 6 克,五灵脂 12 克,鱼腥草 18 克。

【主治】　产后腹痛。

【制法】　将上述药物加水煎成汤剂。

【用法】　每日 1 剂,分 3 次内服。

　　方二

枳实 6 克,当归 12 克,川芎 6 克,延胡索 9 克,益母草 12 克,香附 15 克。

【主治】　产后腹痛。

【制法】　将上述药物共研粉末。

【用法】　每日 3 次,每次 10 克,冲开水服。

　　方三

三七 12 克,柠檬 9 克,鸡屎藤 18 克,木通 6 克,香附 9 克。

【主治】　产后腹痛。

【制法】　将上述药物加水煎成汤剂。

【用法】　每日 1 剂,分 3 次内服。

　　方四

枳实 6 克,鱼腥草 20 克,香附 6 克,益母草 15 克,茜草 12 克,姜黄 6 克,延胡索 6 克。

【主治】　产后腹痛。

【制法】　将上述药物加水煎成汤剂。

【用法】　每日 1 剂,分 3 次内服。

　　方五

穿心莲 15 克,鱼腥草 50 克,枳实 18 克,丁香 16 克,石菖蒲

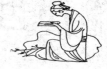

15 克,当归 18 克,茜草 30 克,冰片 6 克,樟脑 6 克。

【主治】 产后腹痛。

【制法】 将上述药物共研粉末,同凡士林调成糊状。

【用法】 每日 1 次,外敷脐部。

方六

取足三里、关元、肾俞、三阴交、气海穴。

【主治】 产后腹痛。

【方法】 术者用毫针针刺上述穴位,患者感到有针感为度,留针 20 分钟,每日 1 次,连针 3 天。

方七

取下腹部、关元、足三里、大椎穴。

【主治】 产后腹痛。

【方法】 患者取仰卧位,术者站于患者右侧,用右手掌根揉按下腹部 5 分钟,再点按关元、足三里穴 5 分钟,然后患者取坐位,用梅花针弹刺大椎穴,火罐拔吸出血,留罐 5 分钟。每日 1 次,连治 5 次。

方八

取关元、承山、然谷、涌泉、合谷、命门等穴。

【主治】 产后腹痛。

【方法】 将上述穴位用艾条温灸,每次 15 分钟,1 天 2 次,连续 7 天。

四、乳汁不通

多因气血虚弱,脾胃化源不足;或肝郁气滞,经脉涩滞,乳汁运化不畅。临床上分为缺乳、肝郁乳汁不通两类。

1. 缺乳 因素体虚弱,产后失血过多,脾胃受纳失调,气血生化不足,不能生化乳汁。症见乳房柔软无胀感,面色无华,神

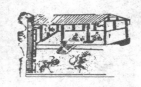

疲食少。

2. 肝郁乳汁不通　因产后情志抑郁、肝失条达、气机不畅、乳脉不通、而无乳可下,症见乳房隐隐胀痛、心烦、食欲不振等。

　　方一

　　丝瓜络20克,当归12克,川芎9克,路路通15克,白芍12克,柴胡6克,青皮6克。

　　【主治】　乳汁不通。

　　【制法】　将上述药物加水煎成汤剂。

　　【用法】　每日1剂,分3次内服。

　　方二

　　黑芝麻150克,鱼腥草120克,鸡血藤90克,香附60克。

　　【主治】　乳汁不通。

　　【制法】　将上述药物共炒,研成粉末。

　　【用法】　每日3次,每次10克,冲开水内服。

　　方三

　　丝瓜络120克,黄芪90克。

　　【主治】　乳汁不通。

　　【制法】　将上述药物烧灰存性,研成粉末。

　　【用法】　每日3次,每次9克,冲黄酒服。

　　方四

　　猪蹄1只,通草15克,黑芝麻12克,黄花菜30克。

　　【主治】　乳汁不通。

　　【制法】　将上述药物同煮。

　　【用法】　每日1剂,分3次,喝汤吃肉。

　　方五

　　取肝俞、脾俞、乳根、合谷、足三里、血海、膻中穴。

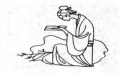

【主治】 乳汁不通。

【方法】 术者用毫针针刺上述各穴,有针感为度,留针 20 分钟,隔日 1 次。

方六

取乳根、少泽、膻中穴。

【主治】 乳汁不通。

【方法】 术者用三棱针点刺少泽出血,再用梅花针弹刺乳根、膻中穴,火罐拔吸出血,留罐 10 分钟,隔日 1 次。

方七

取足三里、曲池、膻中、中脘、厥阴俞。

【主治】 乳汁不通。

【方法】 患者取仰卧位,术者站于患者右侧,用两手掌在患者胸部及乳房周围按摩 5 分钟,点按足三里、曲池、膻中、中脘 10 分钟,然后,患者取俯卧位,医者站于患者左侧,用手掌根在背部按揉 5 分钟,点按厥阴俞 2 分钟,每日 1 次。

五、白　带

多因妇女脾虚,饮食劳倦,水湿不化,流注下焦;或肾虚,肾阳不足,带脉失约,任脉不固;或湿毒内聚,损伤任带,秽浊下流等。其临床症见带下色白、量多质稀、腹冷腰酸、肢冷神倦、小腹隐痛;或带下色黄、有臭味、心烦易怒、气郁腹痛、小便不利等。

方一

龟板 25 克,防风 18 克,黄芪 50 克,白术 50 克,海螵蛸 25 克。

【主治】 白带过多。

【制法】 将上述药物焙干共研粉末。

【用法】 每日 2 次,每次 10 克,温开水送服。

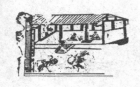

方二

柴胡 6 克,栀子 6 克,车前子 9 克,薏苡仁 15 克,茯苓 15 克,海螵蛸 9 克,晚蚕砂 15 克,川楝子 9 克,龙胆草 6 克。

【**主治**】 白带过多。

【**制法**】 将上述药物加水煎成汤剂。

【**用法**】 每日 1 剂,分 3 次服。

方三

黄芪 35 克,小米 45 克,冬瓜子 12 克。

【**主治**】 妊娠期黄白带过多。

【**制法**】 将上述药物加水煎成汤剂。

【**用法**】 每日 1 剂,分 3 次内服。

方四

白扁豆花 30 克,白鸡冠花 15 克,白果 12 克。

【**主治**】 赤白带下。

【**制法**】 将上述药物加水煎成汤剂。

【**用法**】 每日 1 剂,分早晚服。

方五

鸦胆子仁 15 克,月月红 30 克,茜草 45 克。

【**主治**】 白带过多。

【**制法**】 将上述药物煎水。

【**用法**】 每日 1 剂,分 2 次,乘热熏洗阴部。

方六

取关元、次髎、带脉、阴陵泉、脾俞穴。

【**主治**】 白带过多。

【**方法**】 术者用三棱针点刺次髎、带脉、阴陵泉穴出血,然后再用梅花针弹刺关元、脾俞。火罐拔吸出血,留罐 10 分钟。

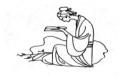

方七

取气海、血海、阴陵泉、三阴交、阳关穴。

【主治】 白带过多。

【方法】 患者取仰卧位,术者站于患者右侧,用拇指点按气海、血海、阴陵泉、三阴交穴 15 分钟,用右手掌根揉按小腹部数次。然后让患者俯卧,术者站于患者左侧,用左手拇指点按阳关穴 2 分钟,再用右手掌根揉按腰骶部数次,每日 1 次,每次不少于 30 分钟。

六、难　产

多因妇女气血虚弱,正气不足,耗气伤力;或胞水早破,浆干血竭;或气滞血瘀,情绪紧张,感受寒邪凝滞胞络所致。

临床症见面白神疲、心悸气短、阵痛微弱、产程进度慢,或腰腹痛剧、宫缩间歇不匀、下血暗红、胸脘胀闷、欲呕等。治疗主要以西医治疗为主,可辅以中草药治疗。

方一

鱼腥草 18 克,延胡索 6 克,益母草 9 克,当归 6 克。

【主治】 难产。

【制法】 将上述药物加水煎成汤剂。

【用法】 每日 3 次,冲红糖内服。

方二

月月红 12 克,鸡屎藤 9 克,枳实 6 克,贝母 12 克,阿胶 9 克。

【主治】 难产。

【制法】 将上述药物加水煎成汤剂。

【用法】 每日 1 剂,分 3 次内服。

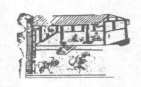

方三

女贞子 9 克,血竭 6 克,杜仲 9 克,香附 6 克,虎杖 12 克,玄明粉 15 克(另放),蜂蜜 20 克(另放)。

【**主治**】 死胎不下。

【**制法**】 将上述药物煎成汤剂。

【**用法**】 每日 1 剂,冲玄明粉、蜂蜜。分 3 次内服。

方四

面粉 30 克,鲜鱼腥草 30 克,灶心土 60 克。

【**主治**】 难产。

【**制法**】 将上述药物共捣烂,用凡士林调成糊状。

【**用法**】 每日 2 次,外敷脐中穴。

方五

大麻子 12 克,巴豆 3 克,鲜车前草 100 克,麝香 0.5 克。

【**主治**】 难产。

【**治法**】 将上述药物研成粉末,捣烂调匀。

【**用法**】 每日 2 次,外贴脐中和足下涌泉穴。

方六

取次髎、三阴交、合谷、足三里穴。

【**主治**】 难产。

【**方法**】 患者取侧卧位,术者用毫针针刺上述穴位,患者感到有针感为度,强刺激,留针 30 分钟,每日 1 次。

七、崩 漏

多因妇女血热,肝火内炽,热伤冲任,迫血妄行;或脾虚、气虚下陷,统摄无权;或肾虚,命门火衰,精血失守,冲任不固;或血瘀内阻,新血不得归经而致崩漏。临床上,根据不同的病因,其

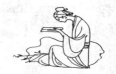

临床症状也不一样。

方一

川芎 12 克, 荆芥 10 克, 当归 12 克, 艾炭 15 克, 地榆炭 15 克, 阿胶 20 克。

【主治】 崩漏。

【制法】 将上述药物共研粉末, 调蜂蜜成米糊状。

【用法】 每日 3 次, 每次 1 匙内服。

【注意事项】 慎用辛辣食物。

方二

凤尾草 15 克, 鱼腥草 20 克, 三七 12 克, 香附 6 克, 甘草 12 克。

【主治】 崩中血凝。

【制法】 将上述药物共研粉末。

【用法】 每日 3 次, 每次 6 克, 黄酒送服。

方三

鸡屎藤 18 克, 白及 12 克, 白芍 15 克, 黄芩 15 克, 红花 6 克。

【主治】 崩漏。

【制法】 将上述药物加水煎成汤剂。

【用法】 每日 1 剂, 分 3 次内服。

方四

旱莲草 18 克, 五灵脂 15 克, 益母草 20 克, 虎杖 12 克。

【主治】 崩漏。

【制法】 将上述药物加水煎成汤剂。

【用法】 每日 1 剂, 分 3 次内服。

方五

菟丝子 12 克, 淫羊藿 12 克, 姜黄 6 克, 桑寄生 12 克, 钩藤 9 克。

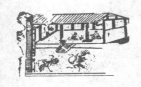

【主治】 肝肾阴虚崩漏。

【制法】 将上述药物加水煎成汤剂。

【用法】 每日 1 剂,分 3 次内服。

方六

柴胡 6 克,血竭 6 克,枳实 3 克,大黄 3 克,槐花 18 克,鸡血藤 12 克。

【主治】 崩漏。

【制法】 将上述药物加水煎成汤剂。

【用法】 每日 1 剂,分 3 次内服。

方七

取太冲、足三里、大椎、三阴交穴。

【主治】 崩漏。

【方法】 术者用三棱针点刺太冲、足三里出血,然后用梅花针弹刺大椎、三阴交穴,火罐拔吸出血,留罐 10 分钟。

方八

取曲池、三阴交、气海、阳陵泉、次髎、胃俞、膈俞、脾俞、调经穴。

【主治】 崩漏。

【方法】 患者取仰卧位,术者站在右侧,术者用右手拇指点按曲池、三阴交、阳陵泉、气海穴 10 分钟,揉按小腹部 10 分钟。然后患者取俯卧位,术者站于患者左侧。术者用右手拇指点按次髎、胃俞、膈俞、脾俞穴 10 分钟,揉按背腰部 10 分钟,每日 1次,每次不少于 40 分钟。

八、外阴痒

多因湿热下注,感染病虫,虫蚀阴中;或肝肾阴虚,精血两亏,血虚生风化燥,致外阴痒。

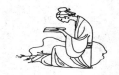

临床症见阴部瘙痒、坐卧不安、带下量多、色黄如脓，或阴部干涩、灼热瘙痒、五心烦热、目眩头晕等。

方一

五倍子 15 克,蛇床子 120 克,鱼腥草 180 克。

【主治】 阴痒。

【制法】 将上述药物加水煎煮。

【用法】 每日 1 剂,外洗阴部。

方二

凤尾草 90 克,大蒜 2 个,刺蒺藜 25 克,桑叶30 克。

【主治】 阴痒。

【制法】 将上述药物加水煎煮。

【用法】 每日 1 剂,分 2 次外洗阴部。

方三

苦参 6 克,泥鳅串 30 克,白矾 12 克,黄连 15 克。

【主治】 阴痒。

【制法】 将上述药物加水煎煮。

【用法】 每日 1 剂,分 2 次外洗阴部。

方四

鲜蒲公英 200 克,鲜鱼腥草 200 克,鲜桃叶 180 克,鲜葎草 150 克。

【主治】 阴痒。

【制法】 将上述药物加水煎煮。

【用法】 每日 1 剂,分 2 次外洗患部。

方五

煅杏仁 15 克,煅蚯蚓 30 克。

【主治】 阴痒痛。

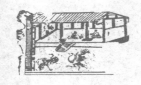

　　【制法】　将上述药物共研粉末。

　　【用法】　每日 2 次,每次 9 克,装入消毒小布袋内,结口,睡前炙热阴部,纳入阴中。

　　方六

　　金盆子 30 克,枳实 60 克,土茯苓 90 克,花椒 3 克。

　　【主治】　外阴滴虫。

　　【制法】　将上述药物加水煎成汤剂。

　　【用法】　每次 1 剂,分 3 次外洗患部。

　　方七

　　穿心莲 20 克,苦参 30 克,黄连 15 克,大黄 18 克,夏枯草 30克,桑叶 30 克,当归 15 克。

　　【主治】　阴痒。

　　【制法】　将上述药物加水煎煮。

　　【用法】　每日 1 剂,分 3 次外洗阴部。

　　方八

　　鲜萹草 30 克,鲜鱼腥草 30 克,鲜桑叶 20 克,鲜菊花 20 克。

　　【主治】　阴痒。

　　【制法】　将上述药物加水煎成汤剂。

　　【用法】　每日 1 剂,分 3 次内服。

　　方九

　　取中极、血海、曲池、承山、三阴交、归来穴。

　　【主治】　阴痒肿痛。

　　【方法】　病人取仰卧位,术者站于患者右侧,用手掌揉按小腹部 10 分钟,再点按上述各穴 11 遍。

　　九、阴　挺

　　多因素体虚弱、中气不足、产多乳众、房室所伤、肾气亏损,

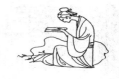

加之生产时用力不当,或便秘、过劳等所致。

临床症见阴道处有物坠感,子宫脱垂,甚或脱出阴道口外,卧或收入,劳则坠出更多。轻者腰痛、小腹下坠,重者气短、全身无力、心悸等。

方一

刺蒺藜 18 克,蛇床子 15 克,鱼腥草 30 克,枳壳 9 克。

【主治】 子宫脱出,痛不可忍。

【制法】 将上述药物加水煎汤。

【用法】 每日 1 剂,分 2 次,外洗患处,连洗 5 次为 1 疗程。

方二

巴豆 3 粒,五倍子 3 个,荷叶蒂 5 个,冰片 1 克。

【主治】 子宫脱出破损。

【制法】 将上述药物除冰片外,其余烧灰存性,研为细末,加入冰片拌匀,研细。

【用法】 每日 4 次,外敷患处,7 天为 1 疗程。

方三

葎草 30 克,孩儿茶 12 克,龙骨 30 克,五倍子 9 克,牡蛎 30 克,刺蒺藜 18 克。

【主治】 阴部糜烂,子宫脱出。

【制法】 将上述药物加水煎成汤剂。

【用法】 每日 1 剂,分 3 次熏洗患处,7 天为 1 疗程。

方四

何首乌末 30 克,雄鸡骨 100 克。

【主治】 阴挺。

【制法】 将上述药物煎煮,捣烂,拌匀。

【用法】 每日 1 剂,分 2 次外敷脐部。

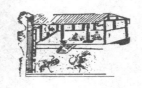

方五

闹羊花 1 束,童尿适量。

【**主治**】 阴挺。

【**制法**】 将闹羊花捣烂,置锅中炒热,加入童便,调成糊状。

【**用法**】 每日 3 次,外敷百会穴。

【**注意事项**】 当子宫收缩时,立即去药,不能过迟。

方六

取雄道、百会、气海、足三里、三阴交穴。

【**主治**】 阴挺。

【**方法**】 术者将艾条点燃后,于患者上述穴灸 10 分钟,每日 1 次,7 天为 1 疗程。

方七

取百会、足三里穴。

【**主治**】 阴挺。

【**方法**】 穴位处常规消毒,用银针针刺上述穴位,有针感后留针 15 分钟,每日 1 次,7 次为 1 疗程。

第五节 五官科

一、牙 痛

多因风火之邪侵袭,伤及牙体,致使气血滞留,瘀阻脉络;或寒湿犯上,寒热相争,寒火相兼而为病。

临床上分风火牙痛、胃火牙痛、虚火牙痛等类型。其症状分别表现为牙龈红肿疼痛,冷则痛减、受热痛更甚;或牙齿疼痛,流脓渗血,或隐隐作痛,牙齿浮动,咬物无力,午后加剧等。

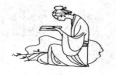

方一

栀子 9 克,黄芩 9 克,生石膏 18 克,蒲公英 30 克,生地黄 30 克,黄柏 9 克,大黄 9 克,甘草 6 克。

【主治】 风火牙痛。

【制法】 将上述药物加水 1000 毫升,煎至 300 毫升。

【用法】 每日 1 剂,分 3 次内服。

方二

夏枯草 30 克,桑皮 30 克,石膏 30 克,香附 25 克,生地黄 15 克,升麻 9 克,甘草 9 克。

【主治】 牙龈肿痛。

【制法】 将上述药物加水煎成汤剂。

【用法】 每日 1 剂,分 3 次内服。

方三

鲜万年青根适量。

【主治】 实火牙痛。

【制法】 将鲜万年青根切成细片。

【用法】 每日多次,将药片放在牙痛处,待无药味时再换 1 片。

方四

七叶一枝花 9 克,鱼腥草 25 克,黄连 6 克。

【主治】 牙龈肿痛。

【制法】 将上述药物加水煎成汤剂。

【用法】 每日 1 剂,分 3 次内服。

方五

玄参 6 克,地骨皮 6 克,虎杖 9 克,山豆根 9 克,甘草 3 克。

【主治】 牙痛。

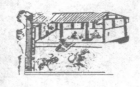

中国民间医学丛书

中国民间百病良方

【制法】 将上述药物加水煎成汤剂。

【用法】 每日 1 剂,分 3 次内服。

方六

夏枯草 25 克,白毛鹿茸草 30 克,南天竹 25 克。

【主治】 牙痛。

【制法】 将上述药物加水煎成汤剂。

【用法】 每日 1 剂,分 3 次内服。

方七

川芎 30 克,鸡屎藤 45 克,百里香 30 克。

【主治】 牙痛。

【制法】 将上述药物共研粉末。

【用法】 每日多次抹于痛处。

方八

防风 9 克,白芷 9 克,羌活 9 克,鱼腥草 20 克,荆芥 9 克,桂枝 6 克,生姜 3 片。

【主治】 风寒牙痛。

【制法】 将上述药物加水煎成汤剂。

【用法】 每日 1 剂,分 3 次内服。

方九

白芷 18 克,硝石 60 克,玄明粉 30 克,补骨脂 30 克,五倍子 30 克,冰片 6 克,石菖蒲 18 克。

【主治】 牙痛。

【制法】 将上述药物研成粉末,调凡士林成糊状。

【用法】 每日 1 次,外敷足底涌泉穴,用纱布扎缚固定。

方十

取下关、曲池、颊车、合谷、牙痛穴。

142

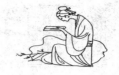

【**主治**】 牙痛。

【**方法**】 点按上述各穴 3 遍,每日 1 次,每次不得少于 25 分钟。

　方十一

取太阳、耳门、合谷、翳风穴。

【**主治**】 牙痛。

【**方法**】 术者在上述穴位上常规消毒,左手按住穴位,右手持灯芯,蘸菜油,点燃尖端,趁火势对准穴位迅速灼灸,当触及皮肤发生"啪"的响声即成。

【**注意事项**】 术后局部皮肤有轻度发红,应保持清洁。

二、咽喉肿痛

多因外感风热之邪,内受虚火之邪聚咽喉部所致。临床上咽喉肿痛分为风热型及虚火型。

1. 风热型　多因风热之邪侵袭咽喉部,内犯肺胃,引动肺胃,火热上蒸,津液烧灼而致喉部红肿胀痛。

2. 虚火型　多因脏腑虚损,虚火上炎,感染邪毒所致,症见咽喉部肿胀,吞咽困难等。

　方一

板蓝根 45 克,鱼腥草 30 克,芦根 12 克,菊花 12 克,牛蒡子 6 克,石斛 9 克,冰糖 60 克,当归 9 克,甘草 6 克。

【**主治**】 虚热咽喉肿痛。

【**制法**】 将上述药物加水煎成汤剂。

【**用法**】 每日 1 剂,分 3 次内服。

　方二

大青叶 30 克,鸡血藤 15 克,生地黄 15 克,金银花 15 克,桔梗 9 克,薄荷 6 克,防风 6 克,甘草 6 克。

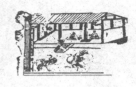
【主治】 咽喉肿痛。

【制法】 将上述药物加水 1000 毫升,煎成 300 毫升。

【用法】 每日 1 剂,分 3 次内服。

方三

金银花 30 克,连翘 30 克,鱼腥草 30 克,玄参 25 克,麦冬 25 克,胖大海 3 只,大黄 3 克,桔梗 9 克,甘草 6 克。

【主治】 咽喉肿痛。

【制法】 将上述药物共研粉末,调蜂蜜成糊状。

【用法】 每日 3 次,每次 1 匙,饭前冲开水服。

方四

白矾 60 克,巴豆 12 克。

【主治】 咽喉肿痛。

【制法】 将上述药物共研成细末,装入砂罐内,将罐用纸封闭,将砂罐置于炭火上煅制,不久罐内药物即熔化,待罐中没有响声后,即减少火力,取下砂罐打开封纸冷却,倒出纸上的白黄色粉末。

【用法】 每日 3 次,吹入少许在喉中。

方五

荆芥 3 克,玄明粉 3 克,黄柏 3 克,黄连 6 克,胆矾 1.5 克,甘草 1.5 克,石菖蒲 3 克,硼砂 6 克,冰片 1.5 克。

【主治】 咽喉肿痛。

【制法】 将上述药物共研成粉末。

【用法】 每日 3 次,用少许粉末吹入喉中。

方六

取大椎、合谷、尺泽穴。

【主治】 咽喉肿痛。

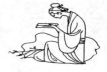

【方法】 患者取坐位,术者用右手拇指点按上述穴位有酸、麻、胀之感再用右手中、食、无名指,沿喉部做纵向轻轻揉按。每日 1～2 次,按摩时间不少于 20 分钟。

　方七

取少商、关冲、内庭、大椎、膻中穴。

【主治】 咽喉肿痛。

【方法】 术者用三棱针点刺少商、关冲、内庭穴出血,再用梅花针弹刺大椎、膻中穴。用火罐拔吸出血,留罐 10 分钟。

　方八

穿心莲 30 克,虎杖 30 克,冰片 3 克。

【主治】 咽喉肿痛。

【制法】 将上述药物研细末,调拌凡士林。

【用法】 将药物敷贴在喉部人迎穴两侧,然后用胶布固定,两天换药一次。

三、口 臭

多因上焦湿热积聚脾胃;或饮食失节,脾胃运化功能失调,湿热犯上;或口腔溃烂,湿热上蒸口腔所致。

临床上症见出气口臭、腹胀、心烦,早上口干,苦涩无味,或口腔干燥、唾液减少、口臭难嗅等。

　方一

五灵脂 25 克,生蒲黄 12 克,夏枯草 30 克,鱼腥草 45 克。

【主治】 口臭。

【制法】 将上述药物共研粉末,调蜂蜜成糊状。

【用法】 每日 3 次,每次 1 匙,冲开水服。

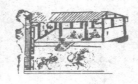

方二

生地黄 18 克,牡丹皮 9 克,黄连 6 克,穿心莲 6 克,当归 6 克,升麻 6 克。

【主治】 口臭。

【制法】 将上述药物共煎水。

【用法】 每日 1 剂,分 3 次内服。

方三

红枣 6 枚,甘草 3 克。

【主治】 吃蒜、韭菜后引起的口臭。

【方法】 将上述两药少许放在口中咀嚼。

方四

山楂 6 克,丁香 3 克,硼砂 3 克,豆蔻 3 克,细辛 3 克。

【主治】 口臭。

【制法】 将上述药物共研细末,加蜂蜜调成糊状。

【用法】 每日数次,每次 1 小匙口含。

方五

取太冲、公孙、内庭、内关、人迎穴。

【主治】 胃热口臭。

【方法】 术者用三棱针针刺上述各穴,出血 1～2 滴,隔日 1 次。

四、红眼病

俗称"火巴眼",是夏秋常见的传染性眼病,多因风热毒邪上攻于目所致,症见眼部奇痒难忍、眼红、畏光、流泪、眼屎多。

本病起病较快,传播迅速,应及时控制。由于本病主要通过接触传染,应避免接触患者,并严格消毒病员的洗脸用品、手帕

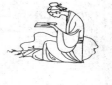

等。健康人与病员的洗脸用具要分开。

方一

野菊花 15 克,千里光 18 克,水黄连 20 克,夏枯草 30 克。

【主治】 红眼病。

【制法】 将上述药物煎水。

【用法】 每日 1 剂,熏洗患眼。

方二

山栀子 12 克,桑叶 9 克,黄芩 9 克,菊花 15 克,生地黄 18 克,龙胆草 6 克。

【主治】 目赤肿痛。

【制法】 将上述药物煎成汤剂。

【用法】 每日 1 剂,分 3 次内服。

方三

地耳草 30 克,野菊花 35 克,密蒙花 18 克,牛黄 6 克。

【主治】 红眼病。

【制法】 将上述药物煎水。

【用法】 每日 1 剂,分 4 次熏洗患眼。

方四

菊花 18 克,灯笼草 12 克,决明子 12 克,车前草 12 克,千里光 12 克,甘草 3 克。

【主治】 风热型红眼病。

【制法】 将上述药物煎水。

【用法】 每日 1 剂,分 3 次内服。儿童酌减。

方五

紫花地丁 30 克,黄芩 15 克,黄连 12 克,大黄 9 克,鱼腥草 35 克,夏枯草 30 克,板蓝根 25 克,连翘 20 克。

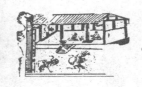

【主治】 红眼病初期。

【制法】 将上述药物研成粉末,调蜂蜜适量。

【用法】 每日 3 次,每次 1 匙,饭前服。

　　方六

　　玄参 15 克,白蒺藜 12 克,密蒙花 12 克,夏枯草 18 克,桑叶 15 克,菊花 12 克,龙胆草 12 克,蝉蜕 12 克,红花 6 克,一点红 3 克。

【主治】 红眼病。

【制法】 将上述药物煎水。

【用法】 每日 1 剂,分 3 次内服。

【注意事项】 每次服药前,先熏患眼 20 分钟,然后再服。

　　方七

　　取少商、攒竹、丝竹空、大椎、肝俞穴。

【主治】 肝胆火盛型红眼病。

【方法】 术者用三棱针点刺少商、攒竹、丝竹空穴出血,在大椎、肝俞穴用梅花针弹刺后拔罐出血,3 日 1 次。

　　方八

　　取耳尖、耳背紫脉。

【主治】 红眼病。

【方法】 术者用银针点刺上述穴位出血,1 日 1 次,连续 3 日为 1 疗程。

五、睑腺炎(麦粒肿)

　　多因外感风热之毒;或过食辛辣炙煿之品,致使脾胃蕴积,热毒犯上;或长期体质虚弱,卫外不固,易感风毒所致。临床症见发病迅速,胞睑微痒隐痛,形成硬结;或患处出现黄白色脓点,红肿疼痛,脓成溃破,排脓始愈。

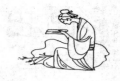

方一

青壳鸭蛋 1 个,夏枯草 30 克,白背叶根 30 克,截叶铁扫帚 15 克。

【主治】 睑腺炎。

【制法】 将上述药物加水煎成汤剂。

【用法】 每日 1 剂,分 3 次内服。

方二

天花粉 12 克,野菊花 20 克,蒲公英 20 克,天南星 12 克,生地黄 15 克。

【主治】 睑腺炎。

【制法】 将上述药物研成粉末,调食醋成糊状。

【用法】 每日 1 次,根据睑腺炎的大小敷贴局部。

方三

生南星 20 克,生地黄 20 克,黄连 6 克。

【主治】 睑腺炎。

【制法】 将上述药物共研粉末,用凡士林调成糊状。

【用法】 每日 1 次,外敷太阳穴。

方四

夏枯草 20 克,穿心莲 15 克,野菊花 15 克,鱼腥草 25 克,蒲公英 20 克。

【主治】 睑腺炎。

【制法】 将上述药物煎水。

【用法】 将煮沸后的药水倒入杯中或小热水瓶中,将患眼对准杯或瓶口熏洗,每次 15～20 分钟,每日 3 次。

方五

取攒竹、睛明、丝竹空、太冲、大椎穴。

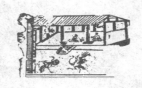

【主治】 睑腺炎。

【方法】 术者用三棱针点刺攒竹、睛明、丝竹空、太冲穴出血,再用梅花针弹刺大椎穴。火罐拔吸出血,留罐 15 分钟。

方六

取上星、太阳、睛明、合谷、太冲、少商、行间穴。

【主治】 睑腺炎。

【方法】 穴位处常规消毒,用毫针针刺上述各穴,强刺激,有针感为宜,留针 10 分钟,隔日 1 次。

六、夜盲症

多因脾胃虚弱,精气不能上达于目;或肝肾不足,精血亏损,或严重缺乏维生素 A 所致。

临床症见患者夜晚或在黑暗处视物不清。

方一

苍术 15 克,荆芥 9 克,防风 9 克,柴胡 12 克,当归 12 克,赤芍 9 克,栀子 9 克,红花 6 克,甘草 3 克。

【主治】 夜盲症。

【制法】 将上述药物加水煎成汤剂。

【用法】 每日 1 剂,分 3 次内服。

方二

鲜鸡肝 30 克,豨莶草花 3 克。

【主治】 夜盲症。

【制法】 将豨莶草花研末,蒸鸡肝。

【用法】 每日 1 剂,睡前 1 次服用。

【注意事项】 蒸鸡肝及药时,勿放油盐。

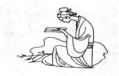

方 三

夏枯草 25 克,苍术 20 克。

【主治】 夜盲症。

【制法】 将上述药物加水煮成汤剂。

【用法】 每日 1 剂,上午 1 次服用。

方 四

取攒竹、风池、肝俞、中脘、足三里穴。

【主治】 夜盲症。

【方法】 患者取仰卧位,术者位于患者头侧,用拇、食、中指捏揉眼眶周围数次,使皮下有热感为宜,再点按上述穴位 10 分钟,每日 1 次,每次不少于 25 分钟。

方 五

取大椎、肝俞、睛明、攒竹、太阳穴。

【主治】 夜盲症。

【方法】 术者用梅花针弹刺大椎、肝俞穴,再用火罐拔吸出血,留罐 15 分钟,然后用三棱针点刺睛明、攒竹、太阳穴出血 3 ～ 5 滴。

七、鼻出血

多因肺热壅盛,伤阴动血;或胃热迫阳,热蒸迫血;或肝火素旺,血随火升,溢于鼻窍;或气血亏虚,血失统摄等。临床症见鼻燥衄血、口干咽燥、口臭烦渴、头痛眩晕、神疲乏力等。

方 一

阿胶 9 克,黄芩 9 克,赤芍 9 克,麦冬 9 克,茅根 15 克,茯苓 6 克,白术 9 克。

【主治】 风热鼻出血。

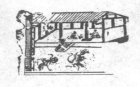

【制法】 将上述药物加水煎成汤剂。

【方法】 每日1剂,分3次内服。

方二

头发适量,栀子3克。

【主治】 外伤引起鼻出血。

【制法】 将上述药物烧灰存性。

【用法】 每次将少量的炭末吹入鼻腔内。

方三

鲜土三七10克,鲜天胡荽20克。

【主治】 鼻出血。

【制法】 将上述药物捣烂,调匀。

【用法】 每次用少许塞鼻。

方四

血余炭3克,花蕊石3克,三七6克,紫草6克。

【主治】 鼻出血。

【制法】 将上述药物共研粉末。

【用法】 每日2次,每次3克,冲开水内服。

方五

白及9克,白茅根25克,藕节15克。

【主治】 鼻出血。

【制法】 将上述药物加水煎成汤剂。

【用法】 每日1剂,分3次内服。

方六

白茅根18克,桃仁15克,白及30克,铁包金60克,百合30克。

【主治】 鼻出血。

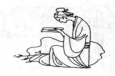

【制法】 将上述药物加水煎成汤剂。

【用法】 每日 1 剂,分 3 次内服。

方七

大蒜 60 克,面粉 30 克。

【主治】 鼻出血。

【制法】 将上述药物捣烂,调匀。

【用法】 外敷足心涌泉穴约 20 分钟。

方八

取少商、内庭、迎香、合谷、大椎穴。

【主治】 鼻出血。

【方法】 术者用三棱针点刺少商、内庭、迎香、合谷穴出血,然后再用火罐拔吸大椎穴 15 分钟。

方九

取鼻翼根部按压。

【主治】 鼻出血。

【方法】 术者用拇、食两指捏紧患者两侧鼻翼根部约 5 分钟。

八、酒糟鼻

多因肺胃积热上蒸,复感风寒,或脉络血瘀不散而成。临床症见两眉附近油腻性鳞屑,鼻尖两翼毛细血管扩张,毛孔开大,可挤出油腻性粉汁,面颊散在红色丘疹,可合并湿疹等。

方一

白花蛇舌草 35 克,生地黄 20 克,侧柏叶 12 克,玄参 12 克,黄芩 9 克,黄连 9 克,生石膏 12 克,制大黄 9 克,虎杖 12 克,山楂 12 克,桑白皮 12 克,五味子 12 克。

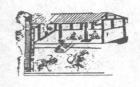

【主治】 酒糟鼻。

【制法】 将上述药物加水煎成汤剂。

【用法】 每日 1 剂,分 3 次内服。

方二

赤茯苓 12 克,金银花 12 克,当归 10 克,生地黄 9 克,赤芍 9 克,川芎 6 克,虎杖 12 克,黄芩 6 克,栀子 6 克,陈皮 6 克,红花 6 克,五灵脂 6 克。

【主治】 酒糟鼻。

【制法】 将上述药物加水煎成汤剂。

【用法】 每日 1 剂,分 3 次内服。

方三

栀子 30 克,黄连 9 克,枇杷叶 30 克,桃仁 15 克。

【主治】 酒糟鼻。

【制法】 将上述药物共研粉末。

【用法】 每日 3 次,每次 9 克,冲黄酒服。

方四

杏仁 10 克,栀子 15 克,枇杷叶 15 克,石菖蒲 12 克,硫黄 10 克,轻粉 3 克,冰片 3 克。

【主治】 酒糟鼻。

【制法】 将上述药物共研粉末,凡士林调成糊状。

【用法】 每日 1 次,外敷患处,用止痛膏或胶布敷盖。

方五

取列缺、迎香、合谷、肝俞穴。

【主治】 酒糟鼻。

【方法】 术者用三棱针点刺上述穴出血。火罐拔吸肝俞 15 钟,每日 1 次。

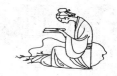

方六

取迎香、印堂、大椎、肺俞、脾俞穴。

【主治】 酒糟鼻。

【方法】 术者用三棱针点刺迎香、印堂穴出血,梅花针弹刺大椎、脾俞、肝俞穴,火罐拔吸出血,留罐15分钟,隔日1次。

九、鼻　渊

鼻渊,多因外感风热之邪,邪气蕴藏于肺,或久食辛辣厚味,胃火素盛,迫使血液妄行,上冲鼻窍而致。

方一

鱼腥草15克,黄连6克,香油50毫升。

【主治】 鼻渊。

【制法】 将上述药物浸泡7天。

【用法】 每日4次,每次3~4滴,点患鼻。

方二

苍耳子18克,防风12克,银柴胡6克,五味子3克,炙甘草9克。

【主治】 鼻渊。

【制法】 将上述药物加水煎成汤剂。

【用法】 每日1剂,分3次内服。

方三

川芎15克,白芍9克,白芷18克,桂枝6克。

【主治】 鼻渊。

【制法】 将上述药物加水煎成汤剂。

【用法】 每日1剂,分3次内服。

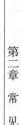

第二章　常见病

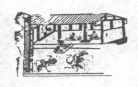

方四

薄荷叶 3 克,苍耳子 6 克,虎杖 6 克,细辛 3 克,芍药 3 克。

【主治】 鼻渊。

【制法】 将上述药物共研粉末。

【用法】 每日 1 次,每次 7 克,用纱布包塞入鼻内。

方五

穿心莲 20 克,鹅不食草 60 克,虎杖 20 克,麻黄 6 克,金盆草 15 克,冰片 3 克。

【主治】 鼻渊。

【制法】 将药物研末。凡士林调成药膏,做成黄豆大。

【用法】 每日 2 次,每次 1 个,涂入鼻腔内。

方六

取大椎、肺俞、印堂、迎香、太冲穴。

【主治】 鼻渊。

【方法】 穴位处常规消毒,用火罐拔吸大椎、肺俞 15 分钟,再用梅花针弹刺微出血,然后用三棱针点刺印堂、迎香、太冲穴,挤出 2~3 滴血。

十、脓 耳

多因外感风热湿邪侵袭,困结耳窍,或内伤脏腑功能失调,易受邪毒侵袭所致。

临床症见起病快、耳内疼痛、耳鸣、听力障碍、耳内发胀;或耳部流脓,时流时止,脓色白或黄稠,或脓液量多等。

方一

葛根 15 克,姜黄 6 克,升麻 9 克,菖蒲 9 克,党参 9 克,黄柏 9 克,葱白 6 根,黄连 3 克。

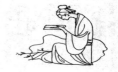

【主治】 风热脓耳。

【制法】 将上述药物加水煎成汤剂。

【用法】 每日 1 剂,分 3 次内服。

方二

海螵蛸 1 克,麝香 0.3 克,冰片 1.5 克,黄连 3 克,青黛 15 克,红花 3 克,枯矾 12 克。

【主治】 脓耳。

【制法】 将上述药物共研细末,置有盖消毒小瓶内,加蒸馏水 10 毫升浸泡备用。

【用法】 先拭净耳中脓液,然后滴入上述药水 5 滴,滴后患耳向上,静卧 10 分钟,每日 3 次。

方三

枯矾 9 克,黄连 12 克,黄柏 15 克,露蜂房 30 克,白芍 6 克,冰片 3 克(后下)。

【主治】 脓耳。

【制法】 先将上述药物焙干,研细末,调麻油适量。

【用法】 先用 30g/L(3%)的过氧化氢(双氧水)液拭净耳内脓液,再滴入 3~5 滴,每日 2 次。

方四

石菖蒲 1.5 克,五倍子 1.5 克,枯矾 9 克,冰片 1 克。

【主治】 脓耳。

【制法】 将上述药物共研细粉。

【用法】 先将耳内的脓性分泌物拭净后,再吹入粉末,每日 4 次。

方五

枯矾 12 克,猪苦胆汁 10 毫升,甘油 300 毫升。

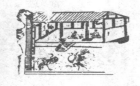

【**主治**】 脓耳。

【**制法**】 将枯矾研成细末,加入胆汁,和匀,再溶于甘油中。

【**用法**】 每日 2 次,外滴患耳。

方六

枯矾 15 克,硼砂 3 克,冰片 1 克。

【**主治**】 脓耳。

【**制法**】 将上述药物共研细末。

【**用法**】 先拭净耳内分泌物,再取药粉适量,吹入耳内。

方七

枯矾 20 克,巴豆 9 克,煅龙骨 15 克,冰片 3 克。

【**主治**】 脓耳。

【**制法**】 将上述药物共研细末。

【**用法**】 先将患耳用 30 g/L(3%)的过氧化氢(双氧水)液洗拭,再用棉签将耳道拭干,然后将上述药粉吹入耳内少许,每日 3 次。

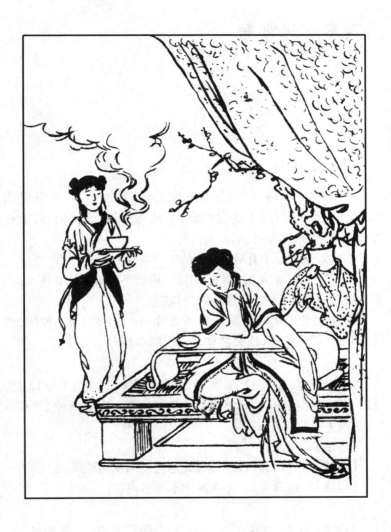

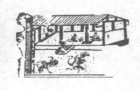
第三章　疑难病

一、中　风

中风,多因脉络空虚,腠理不密,风邪乘虚而入;或肝肾阴虚,风痰上扰;或气血上逆,挟痰火蒙蔽清窍;或痰湿偏盛,上壅清窍而致;或元气衰微,阴阳离决等。

临床常见有以下几种:

1. 中经络　常见突然口眼歪斜、语言不利,甚至半身不遂,关节酸痛或偏瘫、头痛头晕、耳鸣目眩等。

2. 中脏腑　症见不省人事、牙紧闭,口禁不开、大小便闭,或面白肢冷、唇青痰壅,或突然昏仆、肢体软瘫等。

方一

黄芪90克,桂枝12克,郁金9克,鸡血藤15克,赤芍12克,桃仁12克,红花9克,丹参30克,地龙9克,川芎15克,牛膝9克,水蛭1.5克。

【主治】　中风。

【制法】　将水蛭研成粉末,其他药物加水煎成汤剂。

【用法】　每日1剂,分3次冲水蛭粉内服。

方二

石决明30克,红花9克,桃仁9克,赤芍9克,丹参30克,珍

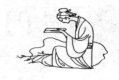

珠母 15 克,远志 9 克,鱼腥草 30 克,夏枯草 20 克,僵蚕 9 克,当归 12 克,地龙 6 克,川芎 6 克。

【主治】 脑血栓、中风。

【制法】 将上述药物加水煎成汤剂。

【用法】 每日 1 剂,分 3 次内服。

方三

细辛 3 克,半夏 9 克,石菖蒲 9 克,皂角 9 克。

【主治】 中风口噤不开。

【制法】 将上述药物共研粉末。

【用法】 每日取少量药粉吹入鼻内,引起喷嚏,促使开口。

方四

钩藤 15 克,鸡血藤 20 克,蜈蚣 9 克,桃仁 9 克,地龙 9 克,赤芍 9 克,僵蚕 9 克,红花 12 克,远志 9 克,豨莶草 15 克,丹参 30 克,菖蒲 6 克。

【主治】 中风。

【制法】 将上述药物加水煎成汤剂。

【用法】 每日 1 剂,分 3 次内服。

方五

火炭母 40 克,石决明 40 克,白附子 12 克,地龙 35 克,红花 20 克,胆南星 6 克,牛膝 30 克,海桐皮 25 克,生地黄 30 克,山楂 60 克,虎杖 25 克,老鹳草 30 克。

【主治】 中风。

【制法】 将上述药物加水煎成汤剂。

【用法】 每日 1 剂,分 3 次内服。

方六

雄黄 15 克,薄荷 12 克,天南星 15 克,猪牙皂 6 克,细辛 6

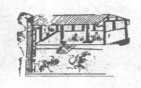

克,半夏 18 克。

【主治】 中风不醒。

【制法】 将上述药物共研粉末。

【用法】 每次取少许药粉吹入鼻内。

方七

取人中、十宣、足三里、委中穴。

【主治】 中风。

【方法】 穴位处常规消毒,用三棱针在上述穴位上点刺,挤出 3 ~ 5 滴血。

方八

取大椎、命门、阳陵泉、环跳、涌泉穴。

【主治】 中风。

【方法】 术者用梅花针在上述穴位上弹刺,火罐拔吸出血,留罐 15 分钟。

方九

取肚脐、关元、气海、劳宫、涌泉、百会等穴。

【主治】 中风。

【方法】 将艾条点燃后,分别温灸上述穴位,每次 15 分钟,每天 2 次,7 天 1 疗程。

方十

取委中、承山、环跳、命门、膏肓、风池、脑户、四神聪、太阳、内关、外关、合谷、缺盆、地机、极泉等穴。

【主治】 中风偏瘫。

【方法】 将上述穴位分别点按重掐。一般每穴点按 5 分钟以上,然后叩打揉按放松,每天施术 2 次。

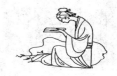

二、肿　瘤

多因长期感染外邪,使痰、湿、气、瘀、热毒等积滞而成;或人体脏腑阴阳气血失调,正气虚衰,七情内伤等形成气滞血瘀。临床上症见体内发现硬肿块,表面高低不平、疼痛等等。根据不同的肿瘤部位和脏腑病因关系,其临床症状各不一样,而肿瘤发展的快慢、善恶也不一样,临床上施术多结合辨证而论。

方一

黄药子 90 克,鱼腥草 240 克,七叶一枝花 90 克,山豆根 150 克,白鲜皮 150 克,夏枯草 240 克,败酱草 240 克,鸡内金 60 克。

【主治】　胃、肺肿瘤。

【制法】　将上述药物共研粉末。

【用法】　每日 3 次,每次 9 克,冲开水内服。

方二

鱼腥草 40 克,赤小豆 30 克,败酱草 20 克,薏苡仁 35 克,黄芪 20 克,冬瓜仁 12 克,郁金 12 克,陈皮 12 克,茜草 12 克,当归 15 克,阿胶珠 18 克,虎杖 15 克,甘草 9 克,蒲黄 12 克。

【主治】　皮肤癌。

【制法】　将上述药物共研粉末。

【用法】　每日 3 次,每次 10 克内服。

方三

虎杖 120 克,瞿麦根 250 克。

【主治】　直肠癌。

【制法】　将上述药物共研粉末。

【用法】　每日 4 次,每次 10 克内服。

第三章　疑难病

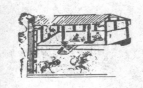

方四

犁头尖 9 克,皂角刺 9 克,炒穿山甲 12 克,八角莲 12 克。

【主治】 乳瘤。

【制法】 将上述药物加水煎成汤剂。

【用法】 每日 1 剂,分 3 次内服。

方五

七叶一枝花 60 克,大黄 30 克,芒硝 20 克,桃仁 30 克,牡丹皮 30 克。

【主治】 肿瘤。

【制法】 将上述药物共研粉末。

【用法】 每日 3 次,每次 10 克,内服。

方六

山慈姑 15 克,牡蛎 20 克,贝母 15 克,玄参 15 克。

【主治】 肿瘤。

【制法】 将上述药物加水煎成汤剂。

【用法】 每日 1 剂,分 3 次内服。

方七

黄药子 20 克,白花蛇舌草 45 克,桃仁 12 克,冬瓜仁 25 克,薏苡仁 30 克。

【主治】 肿瘤。

【制法】 将上述药物加水煎成汤剂。

【用法】 每日 1 剂,分 3 次内服。

方八

木通 15 克,猪秧秧 45 克,喜树根 15 克,金银花 15 克,牡丹皮 6 克,延胡索 6 克,地丁草 30 克,红藤 9 克。

【主治】 肿瘤。

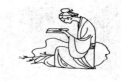

【制法】 将上述药物加水煎成汤剂。

【用法】 每日 1 剂,分 3 次内服。

三、癫 痫

多因肝风、痰浊、惊恐伤及肝肾或饮食伤脾,脾失健运,痰浊内生,上蒙心窍;或痰随气动,火随气升,则间歇发作。临床上常见发作前眩晕、胸闷乏力、突然昏仆、牙关紧闭、四肢抽搐、口吐涎沫、二便失禁;或头晕健忘、烦躁少寐、口苦而干等。

方一

夜交藤 25 克,八角枫须状根 3 克。

【主治】 癫痫。

【制法】 将上述药物加水煎成汤剂。

【用法】 每日 1 剂,分 3 次内服。

方二

钩藤 30 克,地龙 20 克,僵蚕 18 克,浮小麦 18 克,甘草 20 克,大枣 9 枚。

【主治】 癫痫。

【制法】 将上述药物加水煎成汤剂。

【用法】 每日 1 剂,分 3 次内服。

方三

枳实 12 克,苍术 15 克,郁金 12 克,巴豆霜 1.5 克。

【主治】 癫痫。

【制法】 将上述药物共研粉末。

【用法】 每日 3 次,每次 1 克,内服。

方四

陈皮 6 克,缬草 12 克,石菖蒲 15 克,钩藤 18 克。

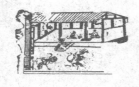
【主治】 癫痫。

【制法】 将上述药物加水煎成汤剂。

【用法】 每日 1 剂,分 3 次内服。

方五

钩藤 12 克,菖蒲 6 克,琥珀 3 克,白附子 12 克,法半夏 12 克,全蝎 3 克,龙骨 40 克,牡蛎 40 克,沉香 3 克,制南星 12 克,香附 6 克,甘草 3 克。

【主治】 癫痫。

【制法】 将上述药物加水煎成汤剂。

【用法】 每日 1 剂,分 3 次内服。

方六

取人中、百会、少商、长强穴。

【主治】 癫痫。

【方法】 穴位处常规消毒,用三棱针点刺上述各穴,挤出 3～5 滴血,隔日 1 次。

方七

取大椎、肝俞、心俞、膻中、涌泉、内关穴。

【主治】 癫痫。

【方法】 术者用梅花针弹刺上述各穴,再用火罐拔吸出血,留罐 15 分钟,隔日 1 次。

方八

取少商、隐白穴。

【主治】 癫痫。

【方法】 用艾条点燃后,直接温灸上述穴位,然后迅速将艾火点按在该穴上,皮肤呈烧灼热烫。两天施术 1 次。

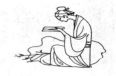

四、小儿麻痹症

多因风热暑湿,时行疫毒之邪,由口鼻入侵,伤及内脏;或邪注经络,留滞不通;或气虚血滞,肝肾亏损等所致。临床上常见初期症状与感冒相似,发热有汗、咳嗽流涕、恶心、呕吐、四肢乏力;或患儿全身不适、四肢肌肉痛、肢体瘫痪、肌肉萎缩、骨骼变形等。

方一

黄芪 24 克,丝瓜络 30 克,当归 15 克,牛膝 12 克,木瓜 12 克,菟丝子 12 克,杜仲 12 克,熟地黄 12 克,白术 12 克,茯苓 12 克,僵蚕 15 克,红花 6 克。

【**主治**】 小儿麻痹症脾肾阴虚型。

【**制法**】 将上述药物共研粉末。

【**用法**】 每日 3 次,每次 6 克,冲蜂蜜内服。

方二

龙骨 18 克,牡蛎 12 克,钩藤 24 克,枸杞子 12 克,女贞子 12 克,龟板 12 克,鸡血藤 24 克,赤芍 12 克,桃仁 9 克,蜈蚣 9 克,白花蛇 12 克。

【**主治**】 小儿麻痹症肝肾阴虚型。

【**制法**】 将上述药物研成粉末。

【**用法**】 每日 3 次,每次 6 克,冲蜂蜜内服。

方三

土鳖虫 9 个,川牛膝 12 克,僵蚕 12 克,马钱子(油炸黄)1 克。

【**主治**】 小儿麻痹症。

【**制法**】 将上述药物共研细末,分成 9 包。

【**用法**】 每日 1 包,晚睡前冲黄酒服。

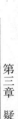

第三章 疑难病

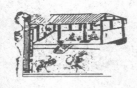

方四

穿山甲 9 克,透骨草 20 克,木瓜 15 克,麻黄 15 克,牛膝 15 克,蜂房 9 克,红花 9 克,鸡血藤 20 克。

【主治】 小儿麻痹后遗症。

【制法】 将上述药物煎水。

【用法】 每日 3 次,每剂 2 日,外洗患处。

方五

大风艾 30 克,樟树叶 500 克,生姜 60 克,鹅不食草 60 克,鸡血藤 500 克,伸筋草 500 克。

【主治】 小儿麻痹症。

【制法】 将上述药物煎水。

【用法】 每日 1 剂,分 3 次熏洗患处。

方六

取十宣、解溪、十王穴。

【主治】 小儿麻痹症。

【方法】 穴位处常规消毒,用三棱针点刺上述穴位,挤出 2～3 滴血。配合患肢锻炼。

方七

取患肢部、大椎、中脘、命门、环跳、阴陵泉穴。

【主治】 小儿麻痹症。

【方法】 术者用梅花针弹刺上述各穴,再用火罐拔吸 15 分钟。

方八

取肩髃、曲池、外关、环跳、阳陵泉、昆仑等穴。

【主治】 小儿麻痹症。

【方法】 将上述穴位分别针刺,进行提捻温灸,然后敷贴药

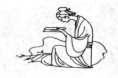

物(当归 30 克,白芷 30 克,鸡血藤 30 克,鹅不食草 60 克,桂枝 30 克,伸筋草 30 克。研细末,调拌凡士林)3 天施术 1 次。

五、脱　发

脱发,俗名"鬼剃头",又称斑秃,常发生于头部局限性脱发。发病与思虑过度、情绪波动、精神创伤等有关。

第三章　疑难病

方一

泽泻 15 克,生地黄 12 克,茯苓 12 克,桑葚 12 克,枸杞子 12 克,山楂 9 克,白术 9 克,白鲜皮 9 克,赤石脂 9 克,何首乌 9 克,桃仁 15 克。

【主治】　湿热脱发。

【制法】　将上述药物加水煎成汤剂。

【用法】　每日 1 剂,分 3 次内服。

方二

当归 500 克,菟丝子 300 克,柏子仁 500 克。

【主治】　脱发。

【制法】　将上述药物共研粉末。

【用法】　每日 3 次,每次 10 克,内服。

方三

何首乌 30 克,生地黄 30 克,柳树枝 50 克,黑芝麻梗 50 克,骨碎补 60 克,陈醋 100 毫升。

【主治】　阴虚血燥脱发。

【制法】　将上述药物煎水。

【用法】　每日 1 剂,分 3 次熏洗患部,每次不少于 20 分钟,熏洗完后,用干毛巾覆盖患部 30 分钟,避风,5 天为 1 疗程。

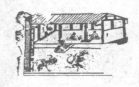

方四

鸡血藤 20 克,生黄芪 60 克,生地黄 15 克,熟地黄 20 克,何首乌藤 20 克,川芎 12 克,白芍 18 克,天麻 9 克,木瓜 6 克,淫羊藿 20 克,冬虫夏草 9 克,鸡屎藤 18 克,旱莲草 12 克,桑葚 18 克。

【主治】 全秃。

【制法】 将上述药物加水煎成汤剂。

【用法】 每日 1 剂,分 3 次内服。

方五

钩藤 15 克,女贞子 18 克,制何首乌 60 克,旱莲草 18 克,生地黄 20 克,熟地黄 30 克,天冬 18 克,柏子仁 20 克,丹参 30 克,玄参 18 克,桔梗 9 克,大黄 6 克,麦冬 18 克,茯苓 12 克,炒远志 9 克,虎杖 18 克,甘草 3 克。

【主治】 全秃。

【制法】 将上述药物加水煎成汤剂。

【用法】 每日 1 剂,分 3 次内服。

方六

黑芝麻 30 克,熟地黄 20 克,制何首乌 35 克,防风 12 克,陈皮 9 克,生黄芪 20 克,白鲜皮 15 克,炒黑大豆 40 克,鸡血藤 20 克,苦参 15 克,川芎 15 克。

【主治】 继发性脱发。

【制法】 将上述药物加水煎成汤剂。

【用法】 每日 1 剂,分 3 次内服。

方七

鲜骨碎补 100 克,盐少许。

【主治】 脱发。

【制法】 将上述药物切片,蘸少许盐。

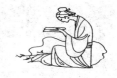

【用法】 每日 4 次,外搽患处。

方八

取防老、健脑穴。

【主治】 脱发。

【方法】 术者用梅花针弹刺上述穴位出血,每日 1 次。

六、不孕症

多因先天肾气不充,精血不足,冲任脉虚或情志不畅,肝气郁结,疏泄失常,气血不和;或痰湿内生,气机不畅,胞脉受阻所致。

临床症见婚久不孕、月经量少、腰酸腿软、性欲淡漠,或多年不孕、月经不调、乳房胀痛、精神抑郁、烦躁易怒,或带证、面色㿠白、头晕心悸、闭经等。

方一

黄芪 20 克,当归 12 克,鸡血藤 15 克,菟丝子 12 克,川续断 12 克,熟地黄 9 克,香附 9 克,吴茱萸 12 克,延胡索 9 克,白芍 9 克,砂仁 15 克,红枣 6 枚,艾叶 9 克。

【主治】 虚寒不孕。

【制法】 将上述药物加水煎成汤剂。

【用法】 每日 1 剂,分 3 次内服。

方二

川芎 6 克,知母 6 克,鸡血藤 9 克,当归 3 克,益母草 15 克,红枣 3 枚,甘草 3 克。

【主治】 久婚不孕。

【制法】 将上述药物加水煎成汤剂。

【用法】 每日 1 剂,分 3 次内服。

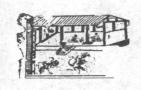

方三

虎杖 6 克,地骨皮 35 克,牡丹皮 15 克,五味子 6 克,山茱萸 6 克,枸杞子 12 克,麦冬 15 克,石斛 6 克,山药 15 克,白术 15 克,沙参 18 克,枳实 3 克。

【主治】 血虚不孕。

【制法】 将上述药物加水煎成汤剂。

【用法】 每日 1 剂,分 3 次内服。

方四

女贞子 45 克,当归 45 克,益母草 90 克,菟丝子 30 克,川芎 25 克,延胡索 30 克,红花 30 克,阿胶 30 克,桃仁 40 克,郁金 45 克,白芍 45 克,香附 20 克,肉桂 15 克,杜仲 25 克。

【主治】 气滞血瘀不孕。

【制法】 将上述药物研成粉末。

【用法】 每日 1 剂,分 3 次内服。

方五

滑石 150 克,苍术 90 克,南星 20 克,香附 90 克,枳壳 45 克,川芎 30 克,半夏 30 克,神曲 30 克,茯苓 60 克,陈皮 45 克,知母 30 克,茜草 90 克,月月红 60 克。

【主治】 痰湿不孕。

【制法】 将上述药物研成粉末。

【用法】 每日 3 次,每次 10 克,冲开水服。

方六

取三阴交、太溪、子宫、关元、天枢、中极穴。

【主治】 不孕。

【方法】 穴位处常规消毒,用毫针针刺上述穴位,弱刺激,留针 10 分钟,隔日 1 次。

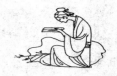

七、淋　证

淋证与现代医学中的淋病不同,主要包括泌尿系感染,以及尿路结石、慢性前列腺炎等疾病。临床上以小便频数短涩,欲出不尽,滴沥刺痛,或痛引腰腹为特征。由于症状表现不同,又分为以下几种类型。

1. 热淋　症见小便热涩刺痛,尿色红紫,夹血丝。

2. 石淋　小便艰涩刺痛,尿流中断,尿浊黄赤,夹沙石带血。

3. 膏淋　尿浑如米泔,尿道热涩疼痛。

4. 劳淋　小便不甚赤涩,淋漓不已,时作时止,遇劳即发,倦怠无力等。

方一

鱼腥草 30 克,夏枯草 25 克,松脂 6 克。

【主治】　淋证。

【制法】　将上述药物加水煎成汤剂。

【用法】　每日 1 剂,分 3 次内服。

方二

绿豆 200 克,夜合欢 6 克。

【主治】　淋证。

【制法】　将上述药物加水煎成汤剂。

【用法】　每日 1 剂,分 3 次内服。

方三

荠菜 1000 克,荸荠 500 克,鲜鱼腥草 100 克,冬瓜皮 100 克。

【主治】　淋证。

【制法】　将上述药物加水煎成汤剂。

【用法】　每日 1 剂,分 3 次内服。

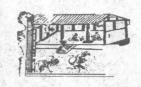

方四

鲜葎草 30 克,鲜野菊花 20 克,鲜蒲公英 20 克,鲜鱼腥草 30 克,鲜金钱草 60 克。

【主治】 淋证。

【制法】 将上述药物加水煎成汤剂。

【用法】 每日 1 剂,分 3 次内服。

方五

鸡屎藤 18 克,虎杖 15 克,金钱草 30 克,葎草 25 克,鱼腥草 20 克,黄芩 12 克,夜交藤 15 克。

【主治】 淋证。

【制法】 将上述药物加水煎成汤剂。

【用法】 每日 1 剂,分 3 次内服。

方六

苦参 30 克,穿心莲 15 克,大黄 9 克,黄连 12 克,夏枯草 30 克,桑叶 18 克,当归 12 克,葎草 60 克。

【主治】 淋证。

【制法】 将上述药物煎水。

【用法】 每日 1 剂,分 4 次外洗患处。

方七

金银花 30 克,木通 12 克,大黄 12 克,蛇床子 20 克,土茯苓 30 克,葎草 45 克,防风 18 克,木瓜 15 克,薏苡仁 20 克,白鲜皮 25 克。

【主治】 淋证。

【制法】 将上述药物煎水。

【用法】 每日 1 剂,分 3 次内服。

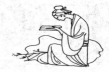

方八

取中极、阴陵泉、行间、太溪、膀胱俞、血海、气海、关元穴。

【主治】 淋证。

【方法】 穴位处常规消毒,用银针针刺上述穴位,强刺激,留针 15 分钟,隔日 1 次。

方九

田螺 7 个,地龙 60 克,葱白 10 克,韭菜根 20 克。

【主治】 淋证尿闭。

【制法】 将上述药物捣烂如泥。

【用法】 将药物敷于患者脐下关元穴处,每日换药 1 次,7 天 1 疗程。

八、牛皮癣

多因脾胃湿热蕴蒸;或感受风毒,凝聚经络皮肤;或外邪袭入,气血失调,皮肤干枯而成;或风邪凝聚,郁而化热,耗伤阴血所致。临床症见皮肤表面增厚、变色粗糙、奇痒难忍等。

方一

蛇床子 6 克,三棱 9 克,丹参 12 克,红花 9 克,莪术 9 克,白术 15 克,白花蛇舌草 15 克,合欢皮 9 克,金刚藤 30 克,半枝莲 15 克,板蓝根 15 克,菊花 15 克。

【主治】 牛皮癣。

【制法】 将上述药物加水煎成汤剂。

【用法】 每日 1 剂,分 3 次内服。

方二

何首乌 120 克,牡丹皮 60 克,蝉蜕 60 克,当归 90 克,白蒺藜 90 克,防风 90 克,乌梢蛇 120 克,生地黄 120 克,鸡血藤 180 克。

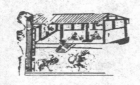

【主治】 牛皮癣。

【制法】 将上述药物研成粉末。

【用法】 每日 3 次,每次 10 克,冲开水服。

方三

荆芥 12 克,玄参 12 克,紫草 12 克,黄连 6 克,黄柏 9 克,虎杖 15 克,陈皮 9 克。

【主治】 牛皮癣。

【制法】 将上述药物加水煎成汤剂。

【用法】 每日 1 剂,分 3 次内服。

方四

三棱 12 克,乌梅 30 克,刺蒺藜 15 克,红花 9 克,桑白皮 12 克,地骨皮 9 克。

【主治】 牛皮癣。

【制法】 将上述药物加水煎成汤剂。

【用法】 每日 1 剂,分 3 次内服。

方五

蓖麻仁 18 克,明矾 12 克,樟脑 12 克,雄黄 12 克,硫黄 12 克,枯矾 12 克,红矾 6 克。

【主治】 牛皮癣。

【制法】 将上述药物共研细末。

【用法】 每日 1 次,将药粉撒于普通膏药上,敷贴患处,隔日 1 次。

【禁忌】 禁内服。

方六

牛虻 30 个,槟榔片 12 克,蝉蜕 3 克,斑蝥 3 克,全蝎 3 克,冰片 3 克,五味子 6 克,白酒 200 毫升。

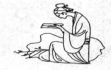

【主治】 牛皮癣。

【制法】 将上述药物置于瓶中,浸泡 7 天。

【用法】 每日 3 次,涂搽患处。

【禁忌】 用药期间忌食辛辣刺激性食物。

九、红斑狼疮

多因火热炽盛、血脉瘀滞、肝胆火盛、脾肺蕴湿化热、血热外受风毒,发于肌肤所致。

临床上症见多处皮肤上起红色环状皮疹,略高于皮肤表面、瘙痒、有痛感,倦怠,食欲不振,可伴有关节炎或关节痛、口腔黏膜溃疡及神经精神症状。

方一

金银花 30 克,鸡血藤 18 克,当归 9 克,白芍 12 克,赤芍 12 克,夏枯草 18 克,紫草 12 克,牛膝 12 克,白术 9 克,姜黄 6 克。

【主治】 红斑狼疮。

【制法】 将上述药物加水煎成汤剂。

【用法】 每日 1 剂,分 3 次内服。

方二

茜草 15 克,牛膝 9 克,秦艽 12 克,土贝母 12 克,丹参 12 克,当归 9 克,鱼腥草 30 克,紫草 12 克,鸡屎藤 12 克,玄参 12 克,赤芍 9 克,苍术 6 克。

【主治】 红斑狼疮。

【制法】 将上述药物加水煎成汤剂。

【用法】 每日 1 剂,分 3 次内服。

方三

刺蒺藜 18 克,金银花 25 克,枳壳 12 克,白鲜皮 25 克,白茅根 30 克,茜草根 12 克,虎杖 12 克,赤芍 15 克,当归 9 克,生甘草

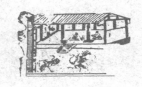
9 克。

【主治】 红斑狼疮。

【制法】 将上述药物加水煎成汤剂。

【用法】 每日 1 剂,分 3 次内服。

方四

鱼腥草 30 克,金盆草 12 克,虎杖 15 克,生地黄 12 克,黄芩 12 克,白鲜皮 15 克,茯苓 12 克,秦艽 12 克,紫草 9 克。

【主治】 红斑狼疮。

【制法】 将上述药物加水煎成汤剂。

【用法】 每日 1 剂,分 3 次内服。

方五

葎草 30 克,大蒜 6 个,葱白 3 根,艾叶 9 克,野菊花 20 克,蒲公英 20 克,醋 5 毫升。

【主治】 红斑狼疮。

【制法】 将上述药物煎水。

【用法】 每日 1 剂,外洗患处。

方六

石菖蒲 20 克,杜仲 30 克,虎杖 25 克,炉甘石 9 克,冰片 3 克。

【主治】 红斑狼疮。

【制法】 将上述药物研末,用凡士林调成糊状。

【用法】 每日 1 次,将药物按疮面大小做成饼状贴患处。

十、白癜风

白癜风,又称白驳风。多因风邪侵袭皮肤,袭入毛孔,致使气血瘀滞、气阴两亏、血不荣肤、毛窍闭塞所致。

临床症见颈项、面部、臀部、肩臂等处皮肤均有边界清楚、大

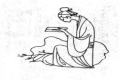

小不等的圆形白斑,并逐渐扩大,大小不一。

方一

白蒺藜 120 克,紫草 90 克,地榆 90 克,白芷 60 克,苍术 30 克,刺蒺藜 90 克,石决明 90 克,苦参 30 克。

【**主治**】 白癜风。

【**制法**】 将上述药物研成粉末。

【**用法**】 每日 3 次,每次 5 克,冲开水内服。

方二

鸡蛋 1 个,硫黄 12 克,密陀僧 12 克,米醋 10 毫升。

【**主治**】 白癜风。

【**制法**】 鸡蛋打入碗内,加入米醋,再将硫黄、密陀僧研成粉末加入,调成糊状。

【**用法**】 每日 3 次,外涂患处。

方三

旱莲草 18 克,硫黄 9 克,密陀僧 9 克,雄黄 12 克,苦参 12 克,川芎 9 克,白芷 9 克,轻粉 6 克,石菖蒲 12 克,冰片 6 克。

【**主治**】 白癜风。

【**制法**】 将上述药物研成粉末,用醋调成糊状。

【**用法**】 每日 1 次,外敷患处。

方四

菟丝子 45 克,紫草茸 30 克,刺蒺藜 30 克,虎杖 30 克,香油 250 毫升。

【**主治**】 白癜风。

【**制法**】 将上述药物浸泡 1 周。

【**用法**】 每日 4 次,外搽患处。

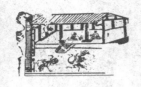
方五

鲜芝麻花 100 克,白菊花 90 克,白术 30 克,氧化氨基汞(白降汞)9 克。

【主治】 白癜风。

【制法】 将上述药物捣烂,和匀。

【用法】 每日 1 次,外敷患处。

方六

患处拔火罐。

【主治】 白癜风。

【方法】 术者先用质量浓度为 25g/L(2.5%)的碘酒消毒患处,用梅花针弹刺患部,然后用火罐拔吸出血,留罐 15 分钟。每日 1 次,15 次为 1 疗程,配合晒太阳 30 分钟。

十一、耳鸣、耳聋

多因肝胆火盛,上蒙清窍;或痰火郁结,壅阻清窍;或脾肾阴虚,肾精亏耗,命门火衰所致。

临床症见耳鸣耳聋、心烦易怒、头晕目眩,或腰酸遗精、畏寒肢冷等。

方一

龟板 180 克,黄柏 120 克,红花 60 克,知母 120 克,熟地黄 200 克,女贞子 120 克。

【主治】 耳鸣耳聋。

【制法】 将上述药物共研粉末。

【用法】 每日 3 次,每次 9 克,用蜂蜜调服。

方二

生草乌 35 克,体积分数为 75% 的酒精 100 毫升。

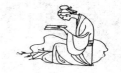

【主治】 耳鸣耳聋。

【制法】 将生草乌浸泡 7 天。

【用法】 每日 3 次,每次 3 滴,滴入耳内。

方三

桃仁 12 克,虎杖 15 克,淫羊藿 15 克,杜仲 12 克,红花 9 克,川芎 6 克,赤芍 3 克,生姜 9 克,红枣 9 枚,麝香 0.2 克。

【主治】 耳鸣耳聋。

【制法】 将上述药物共研粉末。

【用法】 每日 1 剂,分 2 次内服。

【禁忌】 孕妇忌用。

方四

菟丝子 150 克,山药 120 克,泽泻 90 克,茯苓 90 克,山茱萸 120 克,鸡血藤 250 克,枳实 30 克。

【主治】 耳鸣耳聋。

【制法】 将上述药物共研粉末,用蜂蜜调成糊状。

【用法】 每日 3 次,每次 1 匙,冲开水内服。

方五

熟地黄 240 克,山药 180 克,桃仁 200 克,泽泻 120 克,牡丹皮 120 克,茯苓 90 克,龟板 200 克。

【主治】 耳鸣耳聋。

【制法】 将上述药物共研粉末。

【用法】 每日 3 次,每次 10 克,冲蜂蜜服。

方六

桃仁 120 克,赤芍 30 克,川芎 60 克,黄柏 90 克,生姜 60 克,老葱 200 克,麝香 1.5 克。

【主治】 耳鸣耳聋。

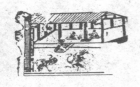

【制法】 将上述药物共研粉末。

【用法】 每日 3 次,每次 10 克,冲开水服。

【禁忌】 孕妇忌用。

方七

生草乌 30 克,熟地黄 25 克,葱 20 克,体积分数为 75% 的酒精 100 毫升。

【主治】 耳鸣耳聋。

【制法】 将上述药物浸泡 7 天。

【用法】 每日 2 次,每次 2~3 滴,外滴患耳。

方八

路路通 12 克,丝瓜络 25 克,牛膝 18 克,生地黄 12 克,枳壳 9 克,当归 9 克,姜黄 6 克,桔梗 6 克,桃仁 9 克,红花 6 克,石菖蒲 18 克 柴胡 6 克,虎杖 9 克。

【主治】 外伤性耳聋。

【制法】 将上述药物加水煮成汤剂。

【用法】 每日 1 剂,分 3 次内服。

方九

取神门、肾、内分泌、枕、内耳、耳等耳穴。

【主治】 耳鸣耳聋。

【方法】 穴位处常规消毒,用毫针针刺上述穴位,留针 30 分钟,隔日 1 次,20 次为 1 疗程。

方十

取风池、听会、侠溪、翳风、中渚穴。

【主治】 耳鸣耳聋。

【制法】 穴位处常规消毒,用毫针针刺上述穴位,中强刺激,有针感为宜,留针 15 分针,隔日 1 次。

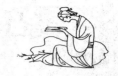

方十一

取太冲、中渚、侠溪、昆仑穴。

【主治】 耳鸣。

【方法】 穴位处常规消毒,用三棱针点刺上述穴位,挤出 2～3滴血,隔日1次。

方十二

取大椎、胆俞、肝俞穴。

【主治】 耳鸣。

【方法】 穴位处常规消毒,用梅花针弹刺上述各穴,用火罐 拔吸出血,留罐15分钟,隔日1次。

十二、阳　痿

本病以男性阴茎不能勃起为临床特点,多因房劳伤肾,惊恐 伤肾或肝气郁结,肝经湿热所致。阳痿的发生,与肾、肝、阳明三 经有着密切关系。

本病主要症状是阳事不举,轻者可无明显全身症状,重者可 表现为性欲减退、失眠多梦、神疲乏力;或阴囊湿润、阴痒阴肿 等。

治疗以补益肝肾,兼顾调理脾胃为主。若属湿热下注者,又 当清热除湿。除药物外,同时配合针灸和精神治疗,效果较佳。

方一

金樱子15克,菟丝子12克,山茱萸12克,补骨脂15克,当 归9克,枸杞子12克。

【主治】 阳痿。

【制法】 将上述药物加水煎成汤剂。

【用法】 每日1剂,分3次内服。

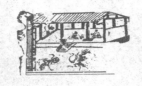

方二

淫羊藿 18 克,菟丝子 12 克,枸杞子 12 克,仙茅 9 克,葎草 12 克,续断 9 克,甘草 6 克。

【主治】 阳痿。

【制法】 将上述药物共研粉末。

【用法】 每日 3 次,每次 9 克,冲蜂蜜内服。

方三

淫羊藿 500 克,当归 90 克,枸杞子 90 克,补骨脂 60 克,白酒 3000 毫升。

【主治】 阳痿。

【制法】 将上述药物浸泡 21 天。

【用法】 每日 3 次,每次 5 毫升内服。

方四

白芍 30 克,当归 45 克,蜈蚣 20 条,淫羊藿 25 克,刺蒺藜 30 克,甘草 40 克。

【主治】 阳痿。

【制法】 将上述药物共研粉末。

【用法】 每日 3 次,每次 10 克,冲蜂蜜内服。

方五

枸杞子 45 克,人参 12 克,女贞子 30 克,沙蒺藜 30 克,山茱萸 20 克,阳起石 20 克,仙茅 45 克,益母草 45 克,菟丝子 25 克,牛膝 2 克。

【主治】 肾虚阳痿。

【制法】 将上述药物共研粉末,分成 30 包。

【用法】 每日 3 次,每次 1 包,冲黄酒内服。

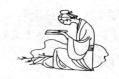

方六

桑螵蛸 12 克,川续断 9 克,熟地黄 20 克,山药 20 克,枸杞子 15 克,夜交藤 30 克,黄精 25 克,淫羊藿 15 克,蛇床子 6 克,远志 6 克,葛根 12 克。

【主治】 阳痿。

【制法】 将上述药物加水煎成汤剂。

【用法】 每日 1 剂,分 3 次内服。

方七

取肾俞、复溜、关元、膀胱俞、气海、三阴交、命门、中极、腹股沟等穴。

【主治】 阳痿。

【方法】 穴位处常规消毒,用梅花针弹刺腹股沟、中极、关元穴。三棱针点刺肾俞、复溜、膀胱俞、气海、三阴交、命门穴,再用火罐拔吸肾俞、膀胱俞穴 15 分钟,3 日 1 次,7 次为 1 疗程。

方八

取命门、关元、太溪、三阴交穴。

【主治】 阳痿。

【方法】 穴位处常规消毒,用毫针针刺上述穴位,持续捻针,有针感为宜,留针 15 分钟,再加灸命门、关元穴。

十三、类风湿

多因正气虚弱,卫外不固,风寒湿邪乘虚侵入肌腠经络;或气血虚弱,不能濡养筋骨;或久居湿地,风寒湿邪侵入,气血凝涩,留于关节而发。

临床症见关节疼痛,屈伸不利,关节红肿,肌肤麻木,筋骨酸重,冷痛,心慌心悸,时而疼痛难忍等。

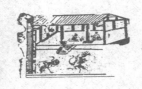
方一

桑寄生 15 克,木瓜 12 克,秦艽 9 克,红花 6 克,威灵仙 9 克,草薢 12 克,苍术 9 克,老鹳草 25 克,当归 12 克,红花 9 克,羌活 6 克,防风 12 克,制川乌 9 克。

【**主治**】　类风湿急性期。

【**制法**】　将上述药物加水煎成汤剂。

【**用法**】　每日 1 剂。分 3 次内服。

方二

黄芪 20 克,石菖蒲 15 克,防风 12 克,地枫皮 25 克,威灵仙 15 克,鸡血藤 15 克,鸡屎藤 18 克,当归 9 克,红花 6 克,香附 6 克,枳实 6 克。

【**主治**】　类风湿。

【**制法**】　将上述药物加水煎成汤剂。

【**用法**】　每日 1 剂,分 3 次内服。

方三

鸡血藤 30 克,淫羊藿 25 克,蜈蚣 3 条,全蝎 3 克,乌梢蛇 18 克,熟地黄 18 克,萆草 40 克,五匹风 18 克,鱼腥草 30 克,独活 12 克,羌活 12 克,牛膝 9 克,防风 9 克,夜交藤 20 克。

【**主治**】　类风湿。

【**制法**】　将上述药物加水煎成汤剂。

【**用法**】　每日 1 剂,分 3 次内服。

方四

白花蛇 6 条,乌梢蛇 60 克,地龙 300 克,蜂房 90 克,制川乌 12 克,制草乌 12 克,鸡血藤 150 克,全蝎 20 克,三七 120 克。

【**主治**】　类风湿。

【**制法**】　将上述药物共研粉末。

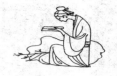

【用法】 每日 3 次,每次 6 克,调蜂蜜内服。

方五

生姜 12 克,大葱 15 克,生地黄 20 克,赤芍 12 克,金银花 15 克,木通 12 克,丝瓜络 12 克,醋 10 毫升,盐 1 小撮,花椒 12 克。

【主治】 类风湿。

【制法】 将上述药物煎水。

【用法】 每日 1 剂,分 2 次熏洗患处。

方六

患处用梅花针。

【主治】 类风湿。

【方法】 术者用梅花针在患处弹刺出血,再用姜、艾叶、醋煎水擦洗数次。

十四、白　喉

多因疫邪由口鼻而入,肺胃积热化火,上犯咽喉;或正邪交争,里热炽盛;或肺胃阴伤,阴虚燥热;或疫毒内侵致心。

临床症见发热恶寒,头痛身痛,烦渴尿赤,咽红肿;或吸气困难,面色苍白等。

方一

板蓝根 40 克,鱼腥草 40 克,大青叶 30 克,土牛膝 60 克。

【主治】 白喉。

【制法】 将上述药物加水煎成汤剂。

【用法】 每日 1 剂,分 3 次服下。

【注意事项】 幼儿服成人量的 1/3,4 ~ 7 岁小孩用成人量的 2/3。

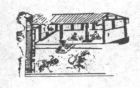

方二

万年青 30 克,马鞭草 30 克。

【主治】 白喉。

【制法】 将上述药物加水 1000 毫升,煎至 500 毫升,加入蜂蜜适量,浓缩至 300 毫升。

【用法】 每日 3 次,成人每次 100 毫升,8~10 岁每次 50 毫升,8 岁以下每次 30 毫升,连服 7 天为 1 疗程。

方三

土牛膝 15 克,山栀 12 克,知母 12 克,石膏 40 克,竹叶 15 克,麦冬 12 克,粳米 20 克,甘草 6 克。

【主治】 白喉。

【制法】 将上述药物加水煎成汤剂。

【用法】 每日 1 剂,分 3 次内服。

方四

牡蛎 30 克,龟板 30 克,土牛膝 18 克,生地黄 30 克,火麻仁 15 克,黄芩 12 克,虎杖 15 克。

【主治】 白喉。

【制法】 将上述药物加水煎成汤剂。

【用法】 每日 1 剂,分 3 次内服。

方五

土牛膝根 18 克,吴茱萸 15 克,青果 12 克。

【主治】 预防白喉。

【制法】 将上述药物加水煎成汤剂。

【用法】 每日 1 剂,分 3 次内服,连服 7 天。

方六

生大黄 30 克,地榆炭 30 克,刘寄奴 30 克,风化石灰 6 克,生

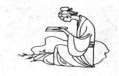

地榆 30 克,土牛膝 20 克。

【主治】 白喉。

【制法】 将上述药物共研粉末。

【用法】 吹喉,每日多次。

十五、五迟证

多因先天不足,肝肾亏损,后天失养,精血不足,筋骨失养,脑髓未充,神窍不利等所致。

临床症见筋骨痿弱,发育迟缓,生长、站立、行走、出齿均迟,吐词不清,发稀萎黄,食少便秘,苔光,脉迟无力等。

方一

龙骨 15 克,鸡内金 30 克,神曲 25 克,赤小豆 40 克。

【主治】 小儿语迟。

【制法】 将上述药物共研粉末,加入蜂蜜适量,做成丸剂,每丸重 9 克。

【用法】 每日 3 次,每次 1 丸,内服。

方二

苍术 250 克,鸡蛋壳 10 个。

【主治】 小儿行迟。

【制法】 将上述药物焙干,研成粉末。

【用法】 每日 3 次,每次 6 克,米汤送服。

方三

龟板 30 克,补骨脂 30 克,鸡内金 60 克,乌贼骨 40 克,蛤壳 30 克。

【主治】 小儿立迟。

【制法】 将上述药物共研粉末。

【用法】 每日 3 次,每次 5 克,调蜂蜜服。

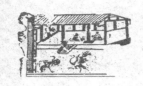

方四

龙骨 30 克,牡蛎 30 克,砂仁 30 克,神曲 40 克,山药 60 克,牡丹皮 30 克,山茱萸 60 克,熟地黄 120 克,泽泻 30 克,麦冬 30 克,杜仲 25 克。

【主治】 小儿齿迟。

【制法】 将上述药物共研粉末。

【用法】 每日 3 次,每次 5 克,调米汤服。

方五

生黄芪 25 克,地龙 6 克,桃仁 3 克,鸡血藤 18 克,鸡内金 20 克,谷芽 12 克,大枣 3 枚,枸杞子 6 克,泥鳅串 12 克,菖蒲 6 克。

【主治】 五迟证。

【制法】 将上述药物加水煎成汤剂。

【用法】 每日 1 剂,分 3 次内服。

方六

取四缝、肚脐、大椎、涌泉、劳宫等穴。

【主治】 五迟证。

【方法】 将四缝穴用三棱针点刺,挤压出黄水。然后分别推揉,点按肚脐、大椎、涌泉、劳宫等穴;也可以用艾条温灸肚脐、大椎、涌泉、劳宫等穴。

十六、心脏病

多由脏腑气血失调,气滞血瘀或痰浊阻于脉络而致。可表现为心绞痛、心肌梗死、心律失常、充血性心力衰竭等,并出现相应的症状。

方一

玄参 15 克,苦丁参 12 克,玉竹 9 克,丹参 20 克,川芎 12 克,

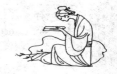

红花 9 克,赤芍 15 克,降香 6 克。

【主治】　心绞痛。

【制法】　将上述药物加水煎成汤剂。

【用法】　每日 1 剂,分 3 次内服。

方二

丹参 60 克,赤芍 12 克,当归 20 克,菖蒲 15 克,降香 6 克,虎杖 12 克,细辛 1 克。

【主治】　心脏病。

【制法】　将上述药物加水煎成汤剂。

【用法】　每日 1 剂,分 3 次内服。

方三

槐花 30 克,桃仁 18 克,红花 30 克,赤芍 30 克,川芎 30 克,没药 18 克,降香 30 克,丹参 60 克。

【主治】　心脏病。

【制法】　将上述药物研成粉末,调蜂蜜适量。

【用法】　每日 3 次,每次 1 匙,饭前服。

方四

海藻 15 克,红花 12 克,川芎 9 克,桃仁 15 克,山楂 30 克,丹参 30 克。

【主治】　心绞痛。

【制法】　将上述药物加水煎成汤剂。

【用法】　每日 1 剂,分 3 次内服。

方五

取心俞、肝俞、脾俞、神道、大椎穴。

【主治】　冠状动脉硬化性心脏病。

【方法】　术者用梅花针弹刺上述各穴,然后用火罐拔吸出

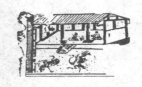

血,留罐 15 分钟,隔日 1 次,7 次为 1 疗程。

方六

取悬钟、膻中、心俞、大椎、厥阴俞穴。

【主治】 心绞痛。

【方法】 术者先揉按悬钟穴 10 分钟,然后用火罐拔吸其余各穴 15 分钟,每日 1 次,5 次为 1 疗程。

十七、糖尿病

与平素胃热肾虚有一定的关系,饮食、情志、房劳是致本病的主要因素。临床表现以口渴引饮,多食而消瘦,小便频数量多,或小便浑浊,或有甜味为特征,故祖国医学称之为消渴。

方一

石膏 18 克,山药 18 克,知母 15 克,天花粉 15 克,沙参 15 克,五味子 9 克。

【主治】 糖尿病。

【制法】 将上述药物加水煎成汤剂。

【用法】 每日 1 剂,分 3 次内服。

方二

黄连 6 克,天花粉 30 克,虎杖 15 克,生石膏 15 克,生地黄 18 克,知母 12 克。

【主治】 糖尿病。

【制法】 将上述药物加水煎成汤剂。

【用法】 每日 1 剂,分 3 次内服。

方三

天花粉 2 克,石膏 50 克,知母 20 克,生地黄 6 克,石菖蒲 20 克,党参 6 克,黄连 3 克,粳米适量,冰片 6 克,樟脑 6 克。

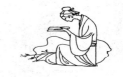

【主治】 糖尿病。

【制法】 将上述药物共研粉末,和匀,用凡士林调成糊状。

【用法】 分 10 次,每日 1 次,外敷神阙穴。

方四

五味子 6 克,茯神 9 克,生地黄 9 克,葛根 6 克,党参 12 克,麦冬 9 克,知母 12 克,天花粉 18 克,竹叶 15 克,甘草 3 克。

【主治】 糖尿病。

【制法】 将上述药物加水煎成汤剂。

【用法】 每日 1 剂,分 3 次内服。

方五

取三阴交、足三里、肾俞、八髎穴。

【主治】 糖尿病。

【方法】 术者将艾条点燃后,在患者的上述穴位灸 10 分钟,每日 1 次,7 次为 1 疗程。

方六

取照海、阴陵泉、足三里穴。

【主治】 糖尿病。

【方法】 术者用梅花针在上述穴位上弹刺出血,然后用火罐拔吸 15 分钟,再用艾条灸 10 分钟,隔日 1 次,5 次为 1 疗程。

方七

取耳甲艇胰穴。

【主治】 糖尿病。

【方法】 术者先用火柴棒在上述穴位上点按 5 分钟,然后用银针针刺 0.1~0.2 分深,留针 10 分钟,每日 1 次,7 次为 1 疗程。